インフルエンザのすべて
―その臨床の最前線―

編 著

国立感染症研究所
感染症情報センター長
岡部 信彦

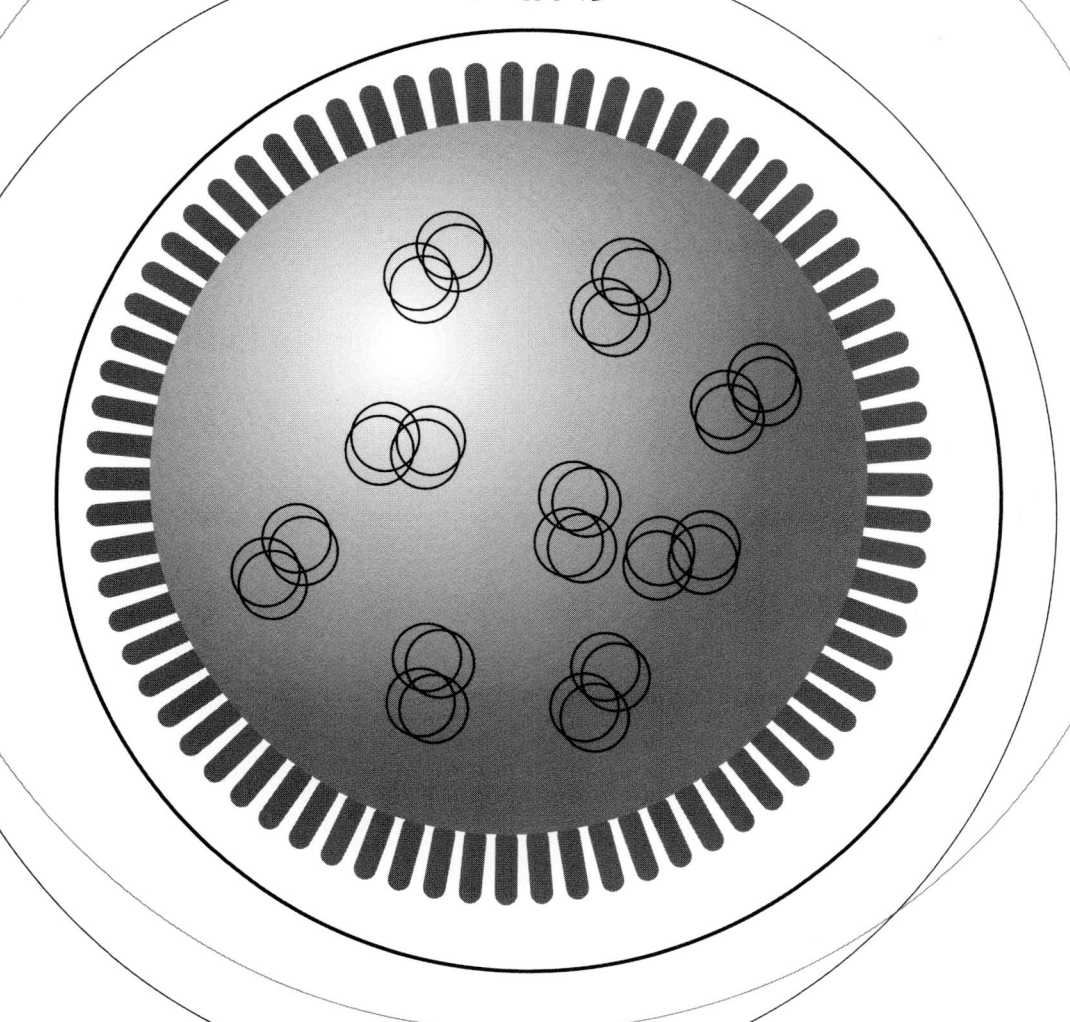

株式会社 新興医学出版社

分担執筆者

国立感染症研究所
感染症情報センター
岡部 信彦

川崎市立川崎病院
武内 可尚

国立仙台病院
臨床研究部ウイルスセンター
西村 秀一

北海道大学大学院
獣医学研究科
喜田 宏

大阪市立大学医学部
公衆衛生学
信澤 枝里

長崎大学熱帯医学研究所
分子構造解析分野
森田 公一

国立感染症研究所
感染症情報センター
谷口 清洲

大阪府立公衆衛生研究所
ウイルス課
奥野 良信

永井小児科医院
永井 崇雄

秋田小児科医院
和田 紀之

九州大学医学部
総合診療部
柏木 征三郎

めぐろクリニック
目黒 英典

名古屋大学医学部
保健学科
森島 恒雄

山中たつる小児科
山中 樹

都立大久保病院
東洋医学科
玉田 耕一

日本鋼管病院小児科
菅谷 憲夫

長崎大学熱帯医学研究所
内科
永武 毅

国立療養所東高知病院
小児科
小倉 英郎

国立療養所東高知病院
小児科
小倉 由紀子

市立札幌病院小児科
富樫 武弘

国立小児病院
感染リウマチ科
小林 信一

国立感染症研究所
ウイルス1部
板村 繁之

大阪市立大学医学部
公衆衛生学
廣田 良夫

厚生省結核感染症課
野村 隆司

(執筆順)

序

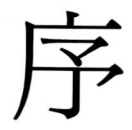

　毎年繰り返されるインフルエンザであるが，我が国でのインフルエンザは
「ちょっと重いかぜで，冬になると集団での流行があるので学校が休みになることが多く，勤務先でも大はやりで困る．しかしワクチンはあまり効かず，重症副作用の発生から中止に至ったらしい．効果のある薬もなく，やっぱり昔ながらのうがい・マスク・手洗いが唯一の予防法か」というところが一般的なとらえられ方であろう．医療関係者の多くも，「ウイルス学的な診断は臨床では無理，治療薬は無し，流行株の変化など複雑で理解不能．かぜと同じでとりあえず抗生剤を出しておけば………」という程度の捉え方ではなかろうか．

　しかし昨今は，高齢者の肺炎による死亡，小児領域でのインフルエンザ脳炎・脳症の死亡，香港におけるトリ型インフルエンザの人での流行と新型インフルエンザ出現の可能性，ワクチン再評価の動きなど，インフルエンザにかかわる話題は単に重いかぜの大流行という範囲にとどまらなくなってきた．一方，基礎医学の進歩によって登場したインフルエンザウイルス迅速診断キットと新しい抗インフルエンザウイルス剤は，これまで裏付けの乏しい診断根拠に基づいて経験的な診療が行われていたインフルエンザ様疾患に対して，病原診断とそれに基づいた抗ウイルス剤の投与という感染症の診断と治療の基本が可能になり，第一線にある臨床医の「かぜ」に対する考え方を変えつつある．

　本書は，これまでにインフルエンザに関する基礎・臨床・公衆衛生の研究および実践に長く携わってこられた代表的な方々による，最新の話題および将来のインフルエンザに関する集大成である．本書は，インフルエンザを理解するための読み物として，今後のインフルエンザの研究や対応についてのヒントが得られるものとしてとして，多くの医療関係者の方々に利用して頂ける内容であることを確信している．そしてその結果として，一般の方々のインフルエンザに関する理解が高まり，我が国の適切なインフルエンザ対策に結びついてゆくことを心から願っている．

　平成 12 年 6 月 20 日

岡部信彦

目　次

基礎編

1. 歴史の中にみるインフルエンザ ……………………………………………………1
　A．突如として発生し瞬く間に広がり，数ヵ月のうちに消えていく，
　　　咳と高熱のみられる流行病 ………………………………………………………1
　B．ヒポクラテスの記録 ………………………………………………………………2
　C．平安時代/鎌倉時代 …………………………………………………………………2
　D．江戸時代 ……………………………………………………………………………3
　E．明治維新 ……………………………………………………………………………4
　F．江戸時代の小咄 ……………………………………………………………………4

2. 変化するインフルエンザ ……………………………………………………………6
　A．インフルエンザウイルス発見 ……………………………………………………6
　B．インフルエンザという病名の由来 ………………………………………………6
　C．インフルエンザウイルスの抗原変異 ……………………………………………7

3. インフルエンザの流行はどこから始まるか ……………………………………11
　A．インフルエンザ流行の記録 ………………………………………………………11
　B．流行はどこからか？　どうやって？：流行の起源を求めて …………………13
　C．各説について ………………………………………………………………………16

4. 動物のインフルエンザ ……………………………………………………………19
　A．インフルエンザウイルスとその宿主域 …………………………………………19
　B．カモのインフルエンザ ……………………………………………………………20
　C．家禽ペスト …………………………………………………………………………20
　D．ブタのインフルエンザ ……………………………………………………………21
　E．ウマのインフルエンザ ……………………………………………………………22
　F．アザラシ，クジラ，およびミンクのインフルエンザ …………………………22
　G．新型インフルエンザウイルスの出現に関わる動物の役割 ……………………23

5. インフルエンザウイルスの病原性の変化 ………………………………………25
　A．病現性因子 …………………………………………………………………………25
　B．病現性の変化 ………………………………………………………………………28

サーベイランス

1. WHOのインフルエンザ戦略 …………………………………………………32
    A. WHOの戦略 ………………………………………………………32
    B. グローバルサーベイランス ………………………………………32
    C. WHO指定研究協力センター ……………………………………33
    D. ブタおよびトリのサーベイランス ………………………………34
    E. その他の事業 ……………………………………………………35

2. わが国のインフルエンザサーベイランス ………………………………36
    A. インフルエンザ対策はサーベイランスに依存する ……………36
    B. 患者サーベイランス ……………………………………………36
    C. 病原体サーベイランスの果たす役割 …………………………38
    D. 国民のインフルエンザに対する抗体保育状況 ………………40
    E. 今後のインフルエンザサーベイランス ………………………40

3. 地方衛生研究所のインフルエンザへの関わり …………………………44
    A. 地研におけるインフルエンザウイルス検査の実態 ……………44
    B. 結果の還元と解析 ………………………………………………45
    C. 問題点と今後のあり方 …………………………………………46

臨床編

1. 小児科医のみるインフルエンザ …………………………………………48
    A. 流行期の診療状況 ………………………………………………48
    B. 学校保健における校医および主治医の役割 …………………49
    C. 診断に関して ……………………………………………………50
    D. 治療および予防に関して ………………………………………51

2. 学校におけるインフルエンザ ……………………………………………52
    A. インフルエンザの流行予測と監視体制 ………………………52
    B. 学童期のインフルエンザの臨床症状 …………………………54
    C. 学校におけるインフルエンザの予防および発生時の措置 ……54
    D. 学校におけるインフルエンザ対策 ……………………………56

3．老人施設におけるインフルエンザとその対策 ……………………… 58
 A．インフルエンザの臨床 ……………………………… 58
 B．高齢者におけるインフルエンザ ……………………… 58
 C．老人施設におけるインフルエンザとその対策 ……… 60

4．インフルエンザの臨床診断 …………………………………………… 63
 A．臨床診断 ……………………………………………… 63
 B．1998年流行のインフルエンザとアマンタジンの効果 …… 64

5．インフルエンザの検査室診断 ………………………………………… 66
 A．インフルエンザウイルスの分離 ……………………… 66
 B．ウイルス抗原の検出 …………………………………… 67
 C．PCR法 ………………………………………………… 69
 D．血清診断 ……………………………………………… 69
 E．インフルエンザサーベイランスの利用 ……………… 69
 F．病態診断 ……………………………………………… 70

6．インフルエンザの一般的療法 ………………………………………… 71
 A．療法環境の整備 ……………………………………… 71
 B．対症療法 ……………………………………………… 71

7．インフルエンザの漢方療法 …………………………………………… 75
 A．インフルエンザと"かぜ"の概念 …………………… 75
 B．漢方医学的診断方法 ………………………………… 76
 C．インフルエンザの漢方療法 ………………………… 77

8．抗インフルエンザウイルス薬 ………………………………………… 80
 A．アマンタジンの投与法 ……………………………… 80
 B．アマンタジンによる予防 …………………………… 80
 C．アマンタジンによる治療 …………………………… 81
 D．新型インフルエンザ対策とアマンタジン ………… 81

9．インフルエンザと肺炎 ………………………………………………… 83
 A．インフルエンザ肺炎の発症メカニズム …………… 83
 B．インフルエンザ肺炎の病型分類，診断と治療 …… 84

10. インフルエンザと喘息 ……………………………………………………………88
   A．気管支喘息に対するインフルエンザ感染の影響 ……………………………88
   B．喘息児に対するインフルエンザワクチン接種 ………………………………89

11. インフルエンザと脳炎・脳症 …………………………………………………93
   A．インフルエンザ流行期にみられる小児期脳炎・脳症 ………………………93
   B．脳炎・脳症患者発生状況 ………………………………………………………94
   C．発症機序の考察 …………………………………………………………………95
   D．治療 ………………………………………………………………………………95
   E．予防 ………………………………………………………………………………96

12. インフルエンザと心筋炎・筋炎・トキシックショック症候群 ……………97
   A．心筋炎 ……………………………………………………………………………97
   B．筋炎 ………………………………………………………………………………97
   C．トキシックショック症候群 ……………………………………………………98

ワクチン

1．現行インフルエンザワクチンの使い方 ………………………………………101
   A．インフルエンザワクチンの組成 ……………………………………………101
   B．用量・用法 ……………………………………………………………………102
   C．誰にインフルエンザワクチンを勧めるのか ………………………………103
   D．予防接種問題検討小委員会 …………………………………………………104

2．これからのインフルエンザワクチン …………………………………………109
   A．経鼻接種ワクチン ……………………………………………………………109
   B．培養細胞ワクチン ……………………………………………………………110
   C．ペプチドワクチン ……………………………………………………………110
   D．生ワクチン ……………………………………………………………………111
   E．組み換えワクチン ……………………………………………………………112
   F．DNAワクチン …………………………………………………………………112
   G．H5ワクチンの動向 …………………………………………………………113

3．インフルエンザワクチンの評価と適応 ………………………………………115
   A．ワクチン有効性の評価 ………………………………………………………115
   B．インフルエンザワクチンの適応 ……………………………………………119

トピックス

1．香港におけるトリ型インフルエンザの発生 ……123
 A．変化するA型インフルエンザウイルスの発生 ……123
 B．新型インフルエンザ出現の機序 ……123
 C．香港において死亡した小児からトリ型インフルエンザウイルス（H5）の分離 ……124
 D．香港政府・アメリカCDCの協力による疫学調査 ……124
 E．WHOチームの中国広東省への訪問 ……125
 F．その後のH5感染者の動向 ……125
 G．H5ワクチンの開発 ……125
 H．香港でH5発生した後の日本の関わり ……126

2．わが国の新型インフルエンザ危機管理体制 ……128
 A．新型インフルエンザが出現した場合の影響 ……128
 B．新型インフルエンザ出現時の対応 ……129
 C．厚生省における新型インフルエンザ危機管理 ……130

基礎編

1. 歴史の中にみるインフルエンザ

A. 突如として発生し瞬く間に広がり,数ヵ月のうちに消えていく,咳と高熱のみられる流行病——インフルエンザ

　突然われわれの目の前に現われるインフルエンザは,狭い地域から,より広い地域,県・地方・国を越えてその流行はあっという間に広がり,学校や仕事を休む者が急に増えてくる.医療機関では外来患者数が急増し,当直医は休む間もなくなる.またインフルエンザとはすぐには断定されないものの,内科では肺炎の入院数が増え,小児科では肺炎のほかにクループ症状・けいれん・心不全・脳炎・脳症などの入院数が増加する.

　わが国のこのところのインフルエンザの発生状況は,11月ごろに小流行があり年末年始で一時減少,1～3月ごろに再び大きい流行となり4～5月にかけて減少していくというパターンであったが,1997/1998年シーズンのインフルエンザは11月12月にはほとんど発生がなく,1998年1月の中旬から2月にかけて瞬く間に日本中に流行が広がり,1ヵ月ほどで急速にその数は減少するという,まさに突如として発生して瞬く間に広がり,数ヵ月のうちに消えていく,咳と高熱のみられる流行病としての典型的パターンをとった.1998/99シーズンは,12月よりインフルエンザ様疾患の流行が始まり,1999年に入ってから急激に増加,1999年の第3～4週でピークとなった後に急速に減少傾向に転じた.しかし第6～9週に一時横這いとなり,第10週より今度はゆっくりとしたペースで第15週にかけて減少していった.流行のピークの高さということで見ると,1997/98年の大きな流行ピークを下回る状況であった（図1）.

　福見は,感染症の流行について「走る病気」と「居座る病気」という表現を用いているが,インフルエンザはまさに「走る病気」の代表格といえる.1957年にアジアかぜが登場した際,初発の地は中国雲南省地域で,2月ごろに認知されたが,3月にはすでに中国各地にその流行は拡大し,香港・シンガポール・マニラ・台湾を経てわが国には3月の終わりごろに上陸,4月には東京の小学校で流行が始まったことが記録されている.さらにこの流行は夏を過ぎてヨーロッパ・アメリカで流行,その年の終わりまでに世界の隅々まで行き渡った.

　交通機関が発達し,人と物の行き来が大量に,しかも短時間で行なわれる現在,インフルエンザなどの感染症の流行が瞬時にして広まるであろうことは容易に想像されるところであるが,インフルエンザの流行は交通機関が未発達であった時代から,その流行の足の速さが特徴とされている.明治24年発行の『愛氏内科全書』（翻訳）には「流行性感冒;インフルエンザの多くは疾風の如く速く蔓延し,多くの人類を侵襲し,しばしば大流行になる.その持続は不定で

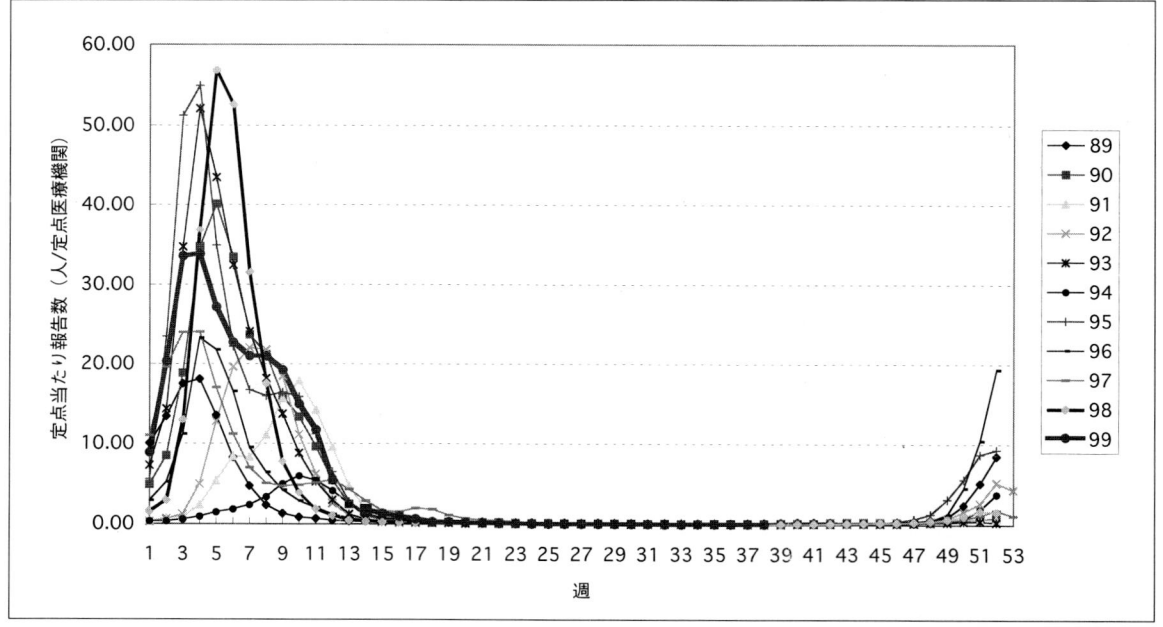

図1 1989〜1999年シーズンと過去10年間の発生状況の比較（感染症サーベイランス情報）

あるが，しばしば4〜7週の数週のうちに終わる……」と記載されている．

B．ヒポクラテスの記録

突如として発生して瞬く間に広がり，数ヵ月のうちに消えていく，咳と高熱のみられるインフルエンザらしき流行病はギリシャ・ローマ時代からあり，紀元前412年のヒポクラテスとリブイの書物には「ある日突然多数の住民が高熱を出し，震えがきて咳が盛んになった．たちまち村中にこの不思議な病は広がり，住民たちは脅えたが，あっという間に去っていった」という記載があるそうである．

その流行は周期的に現われてくるところから，16世紀のイタリアの星占いたちはこれを星や寒気の影響によるものと考え，influence（影響）すなわちinfluenzaと呼ぶようになったといわれている．

C．平安時代/鎌倉時代——しはぶきやみ

わが国では，富士川游による調査が日本の疾病の歴史に関して引用されることが多いが，富士川の日本医学史によれば，平安朝の頃の記録にみられる咳逆・咳病・咳逆疫・シハブキ病などといわれていたもののなかに流行性感冒（インフルエンザ）が含まれていたのではないだろ

うか，と述べられている．また『源氏物語』の夕顔の巻には「この暁よりしはぶきやみには侍らん」という文があり，『増鏡』にも「ことしはいかなるにか，しはぶきやみはやりて人多く失せたまふ中に……」と書かれてあり，これらがインフルエンザであった可能性が考えられている．『大鏡』には，一条法皇は寛弘8年（1011年）6月に32歳で「しはぶきやみのために死去された」と書かれている．鎌倉時代では，安貞2年（1228年）9月鎌倉幕府4代将軍九条頼経が咳病（風邪）に罹ったことが『吾妻鏡』のなかでみられる．もちろんこれらが本当にインフルエンザであったか否かは，確かめようもない．

D．江戸時代――お駒風・琉球風・谷風など

　江戸時代には，風邪・風疾・流行風（はやり風）などの言葉が一般に用いられていたようである．享保元年（1716年），江戸では熱病のため8万余人が1ヵ月の間に死亡し，火葬をすることも間に合わず，貧乏人の死骸は寺で仏事を行なったあと菰*に包み品川沖へ流し水葬にしたという話，享保18年（1733年）の海内風邪では大阪市中で337,415人が流行性感冒にかかり，2,623人が死亡．流行は江戸へ移動し，人々は藁人形で疫病神を作り，鉦や太鼓を打ちならし，はやし立てながら海辺で疫病神を送ったといったなどの話が残されている．しかしこれらはいずれも6月，7月の夏の流行であり，「風邪」として記録されているが，インフルエンザかどうかは不確かなように思われる．

　安永5年（1776年）の流行風邪は，当時はやっていた浄瑠璃の『城木屋お駒』の名前から「お駒風」，天明元年（1781年）の流行風邪は信濃の国の名にちなんで「信濃風」などと名付けられていたが，このころになると，世界的なインフルエンザ様疾患の流行の時期とわが国での風邪の流行の時期が，だいぶ一致して現れてくるようになっている．当時わが国は鎖国状態にあり，外国との交易は長崎などの限られた土地で行なわれたにすぎないことはよく知られたところであるが，当時の風邪の流行は長崎から始まり，上方・江戸・関東・東北と上っていくことが多かったようで，インフルエンザも外国から長崎を経て持ち込まれた可能性が十分考えられる．しかし必ずしも長崎が最初の発症地ともいえないようで，その理由として，表向きは長崎に限られた交易でも，かなりの抜け荷すなわち密貿易が各地で行なわれていたことを示すものだという考え方がある．天保3年（1832年）に琉球人が江戸を訪れた直後に流行風が発生しているが，この原因は琉球から持ち込まれたと江戸の人々は考え，このかぜを「琉球風」とよんだ．嘉永年間（1848～1854年）に入り諸外国との交通がいっそう盛んとなり，安政元年（1854年）に神奈川条約による下田と箱館の開港後は，風邪の流行の頻度はさらに増加したといわれている．

　少し時代は戻るが，天明4年（1784年）には，天明飢饉に加えて風邪の流行があり，死者は3万人に達したといわれている．当時無敵の横綱谷風が一世を風靡していた時代であるが，その

＊マコモ（イネ科の多年草）で織ったむしろ．"菰"はマコモの古名．

谷風もさすがに流行風にはかなわなかったようで,「天明中にはやりし風邪を谷風と名付けたり．こは谷風梶之助は当時無双の最手なりければ，これに勝るものあること稀なり，谷風嘗て傲語して，とてもかくても土俵の上で我を倒さんことは難かり，我が臥したるを見まくほりせば，風を引きたる時に来て見よかしといひしとぞ，この言世上に伝え聞きて，人々話柄としたる折り，件の風邪を谷風がいち早く引き初みしとて，ついにその名を負はせしなり」との記録がみられる．

その後も，かぜの流行ごとに，「お七風（八百屋お七にちなんでいる）」「アンポン（インドネシア）風」「メリケン（アメリカ）風」などいろいろな名前がそのつど名付けられた．インフルエンザに近い名称として，天保6年（1835年）に出版された医書『医療生始』には，インフリュエンザ（印弗魯英撒）という病名が書かれている．

E．明治維新

慶応3年（1867年）はヨーロッパでもインフルエンザ様疾患が流行した時であるが，わが国でも同様に流行風がみられた．この年11月，坂本竜馬と中岡慎太郎は京都近江屋の2階で見廻組のため暗殺されているが，北辰一刀流免許皆伝の竜馬が斬り倒されたのは，梅毒のために運動神経が鈍っていたためのみならず，竜馬が当時流行していた風邪にかかっていたため思うように斬り結ぶことができなかったため，という説がある．

これらのすべてがインフルエンザかどうかはもちろん定かではないが，基本的には「かぜ」は誰でもがかかる軽症の疾患で，多くは重症の合併症あるいは死に至ることなく回復したことが想像される．

F．江戸時代の小咄

近年医者衆隙にて，よい医者殿も寂しく，いわんや薮医は尾羽打ち枯らし，甚だ困窮．春を春とも思わぬ折ふしに，はやり風．「サアしてやった．借銭の輪抜け（借金取りを切り抜けること）はこの時」といさみたって居る所へ，同気相求むると，同じ薮医者二，三人入来たり，わっさりとてんじょう（酒盛り）でも始めんと居並べば，はるかに聞こゆる鉦太鼓．何事なるぞと驚くを，側に居合わす客人が，「あれは風の神を送るのでござる」といえば，（薮医者ども）「ハテ，いらざる殺生を」[『夕涼新話集』・安永5年（1776年）お駒風流行時]

かぜがはやると医者が皮肉られるのは今も昔も同じであるが，一方，薮医者の存在もまた今も昔も同じようである．

文　献

1）福見秀雄：疫学，内科シリーズ No.33・かぜ症候群のすべて（加地正郎，編），南江堂，1978

2）廣瀬桂次郎（翻訳）：流行性感冒，愛氏内科全書第18（第2版），朝香屋書店，1897
3）根路銘国昭：ウイルスが嘲っている，KKベストセラーズ（ワニの選書），1994
4）富士川游：日本医学史綱要，日本医学史学会，1933
5）中島陽一郎：病気日本史，雄山閣，1995
6）江戸の町医者：小野眞孝，新潮社，1997

（岡部　信彦）

基礎編

2. 変化するインフルエンザ（インフルエンザ抗原変異の歴史）

A. インフルエンザウイルスの発見

　1931年Shopeは，かぜをひいているブタの気道分泌物の濾過液を健康なブタに感染させることに成功した．これがブタ型インフルエンザウイルスの最初の発見となった．一方ヒトのインフルエンザウイルスの発見は，1933年Smithらによって初めて成就した．それは実験動物をウサギやモルモットからフェレットに替えたことによる．インフルエンザ患者のうがい液を濾過したものを，フェレットに経鼻接種すると，フェレットは鼻汁とクシャミをともなって発熱し，みごとにヒトのインフルエンザと同様の症状を呈したのである．さらにこの病気は同じかごに飼育されている他のフェレットに感染し，かつその鼻汁を接種されたマウスは肺炎を起こしたのだった（Andrews, 1934）.

　動物の感染モデルがフェレットとマウスで得られたことから，インフルエンザの免疫についての研究の道が拓かれた．1940年には，FrancisとMagilによってSmithらの発見したインフルエンザウイルスとは抗原的に異なるウイルスが発見され，B型インフルエンザウイルスと命名された．この時からSmithらのウイルスはA型インフルエンザウイルスと呼ばれることになった．

　1940〜41年に，発育鶏卵の羊腹腔に直接材料を接種してインフルエンザウイルスが分離されることがBurnetらにより可能となった．これにより夾雑物のほとんどない大量のウイルスを得ることができるようになった．また1941年には，インフルエンザウイルスに赤血球を凝集する性質があることをHirstが発見した．その結果，血球凝集抑制抗体（Hemagglutinin Inhibition Antibody, HI抗体）を試験管内で測定することが可能となった．HIテストで，A型とB型インフルエンザウイルスを区別できることも明らかとなった．このころ次々と発見されたこれらの輝かしい業績は，60年を経た今日でもまったくその価値を失わず現実に利用されつづけている．

B. インフルエンザという病名の由来

　インフルエンザの性格である老若男女を問わない爆発的な流行と周辺に広がる力は，明らかに他の疫病とは異ったものであることは古くから気づかれていた．ルネッサンスの頃イタリア

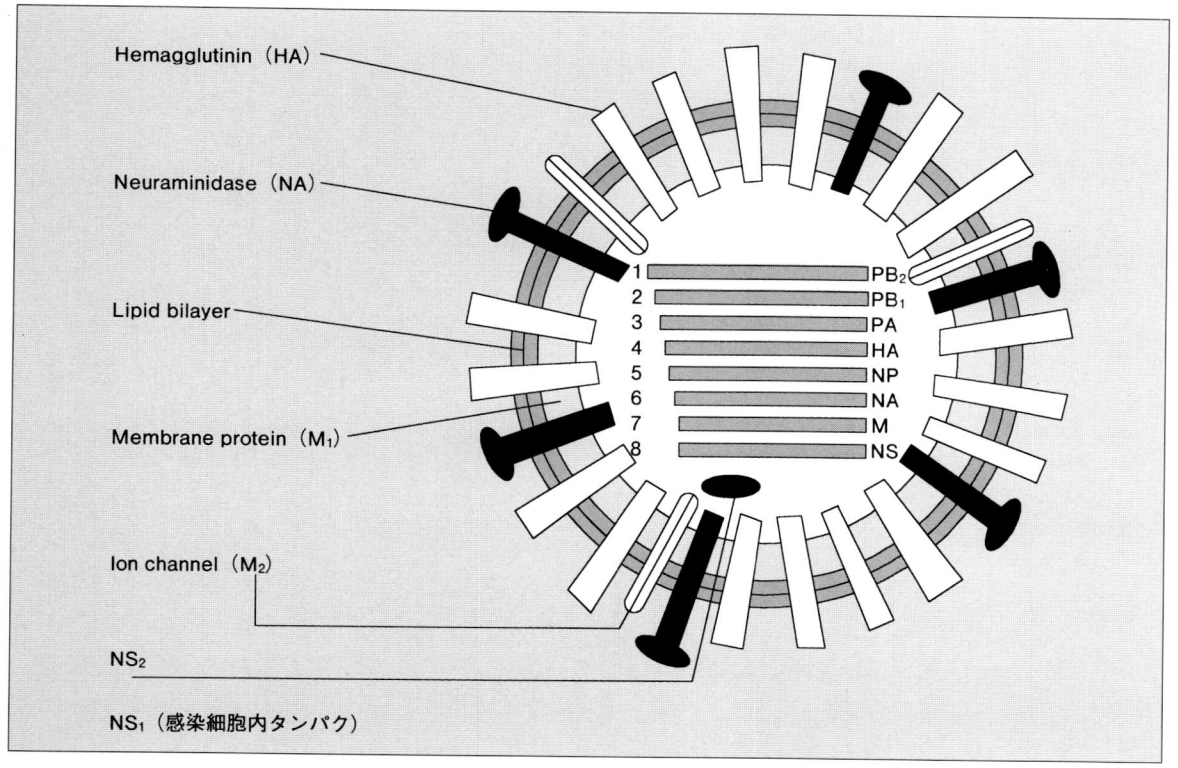

図2　インフルエンザウイルスの構造模式図

のフィレンツェでは，この疫病はあの奇妙な星のせいだと考えられた．星の影響（influence）である．下って17世紀のイギリスでも星からの突風のせいだと考えられ，特別の疾患単位としての認識が確立していた．このような「吹く」「影響」といった背景から，Smithらが発見したヒトの濾過性病原体はinfluenza virusと命名されたのである．

C．インフルエンザウイルスの抗原変異

1．インフルエンザウイルスの構造

図2にA型インフルエンザウイルスの構造を模式的に示した．インフルエンザウイルスはA, BおよびC型に分かれるが，これを決定するのが核タンパク（NP）とMタンパクである．図3にインフルエンザウイルスの電顕像を示したが，直径100 nmの球状をしており，表面に多数の棘を有している．この棘は図2のHAとNAである．HAとNAは2層の脂質層と内側から支える膜タンパクの層につきささっている．この外殻に包まれた芯には，8つのRNA分節がつまっている．それぞれの分節にはNPとウイルスの増殖に必要な酵素であるPB_2, PB_1, PAが乗っている．

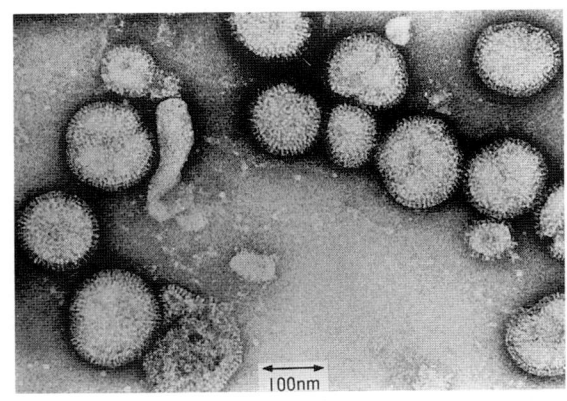

図3 インフルエンザウイルスの電顕像（武内可尚，根路銘国昭，原図）

2. A型インフルエンザウイルスの変異

A型インフルエンザウイルスの性質は，HAとNAの性質の違いで表現される．1980年にWHOの専門家会議で，インフルエンザウイルスの命名法を整理し，HAとNAに番号を付けて性質の違いを表すことになった．すなわちHAには1～14（現在は15まで），NAは1～9の番号が付けられた．ヒトから分離されたウイルスはHA 1～3，NAは1と2に限られ，ブタのそれはHAが1と3，NAは1と2，ウマのウイルスはHA 3とNAは1と2である．これに対しトリ型インフルエンザウイルスはHAが1～15のすべて，NAも1～9のすべてである．すなわちインフルエンザウイルスの遺伝子は，すべてトリ型ウイルスに保存されていることがわかる．HAとNAに関与するRNA分節の組み換えで新型ウイルスが誕生することになる．

3. 特定のウイルス株の名前の付け方

1980年の命名法では，第1にA，B，Cのうちのどの核型であるかを表す，次にそのウイルスが分離された所の地名，その次に分離ウイルスの整理番号，そして分離された暦年，最後にHAとNAのコード番号を付けることになった．例として次に平成10年度のわが国のインフルエンザワクチンの組成を示すが，B型インフルエンザウイルスではHAとNAに大きな変異がないためか，コード番号は今のところは記されない．

A／北京／262／95（H_1N_1）	250 CCA/ml
A／シドニー／5／97（H_3N_2）	300 CCA/ml
B／三重／1／93	300 CCA/ml
合計	850 CCA/ml 相当量

HAとNAの番号が違うということは，それぞれの性質が大きく異なっており抗原的に不連続であることを表現している．

4. 抗原変異によるインフルエンザの大流行（pandemic）

20世紀中に人類は少なくとも3つのインフルエンザの大流行を経験した．
①1918年に出現したスペイン風邪は，全世界で2,300万人を死亡させたといわれている．わ

が国でも当時の人口の 1/3 に当たる 2,000 万人が罹患し，10 万人前後が亡くなったとされる．ヨーロッパでは第一次世界大戦のさなかであったが，ヨーロッパにインルエンザを持ち込んだのはじつはアメリカの軍隊であった．ドイツもフランスもインフルエンザで戦意を喪失してしまい，ドイツは敗戦となった．アメリカ兵の戦死者の 8 割は，じつはインフルエンザによるものであった．参戦しなかったスペインにもインフルエンザは拡がり，スペイン風邪と呼ばれることになった．この時のインフルエンザウイルスは，後の血清疫学調査からブタ型インフルエンザウイルスであったことが明らかとなり，1970 年 WHO では，A・Hsw_1N_1 と分類された．しかし 1980 年の命名委員会で A・H_1N_1 に統合された．代表株は A/swine/Iowa/15/30 (Hsw_1N_1) で，Shope の分離したウイルス株である．

② 1947 年にはイタリア風邪と呼ばれる A・H_1N_1 型インフルエンザが流行した．しかしスペイン風邪の末裔であるためか，それほどの影響は受けなかった．

③ 1957 年，それまでの H_1N_1 型とまったく異なるアジア風邪が大流行し，多大の社会経済的な影響を被った．代表株ウイルスは，A/Singapore/1/57 (H_2N_2) である．この H_2N_2 型ウイルスは，A・H_1N_1 型ウイルスの RNA 分節のうち PB_2，PA，NP，M および NS の 5 分節と，トリの H_2N_2 型ウイルスから PB_1，HA，NA の 3 分節が再集合してできたヒトに強い親和性をもつウイルスだった．しかし 11 年で姿を消し，その後出現していない．

④ 1968 年，今度は香港かぜが大流行を起こした．代表株は A/Hong Kong/1/68 や A/愛知/2/68 (H_3N_2) である．このウイルスは，A アジア風邪ウイルスからの 6 つの RNA 分節と，トリの H_3 型ウイルス（NA 不明）の PB_1 と HA に関する RNA 2 分節を取り込んだ変異ウイルスである．この H_3N_2 型ウイルスは今日に至るまで小さな変異を繰りかえしながら，人々が獲得した免疫圧力をかいくぐり，未罹患の幼少児や体力の衰えた高齢者をターゲットに生き延びている．

⑤ 1976 年，アメリカのニュージャージー州の Fort Dix で新兵の間に香港かぜの A/Victoria/3/75 (H_3N_2) 型ウイルスが流行した．このとき 5 株のブタ型インフルエンザウイルスが分離されたため大騒ぎとなった．時の大統領フォードは，スペイン風邪の再来かとして国民にブタ型インフルエンザワクチン（A/New Jersey/76 株）の接種を大々的なキャンペーンの下に進めた．ところが皮肉なことに，ワクチン後にギラン・バレー症候群が多発したため，このワクチンは中止された．Fort Dix ではブタ型インフルエンザで 1 名が死亡したが，幸い流行は拡がらず終息した．

⑥ 1977 年には，ソ連かぜと呼ばれる H_1N_1 型ウイルスが出現して世界的な流行を起こした．代表株は，A/USSR/92/77 (H_1N_1) ウイルスである．このウイルスは，1950 年に分離されたイタリア風邪ウイルスと遺伝子の指紋が一致し，おそらく実験室から外に漏れ出たウイルスが罹患歴のない 30 歳以下の若年層を襲ったものと考えられている．また，地球温暖化によりシベリアの凍土が溶け出し包埋されていた A (H_1N_1) ウイルスが出てきたとする見方もある．このウイルスも以来 20 年間，A・H_3N_2 型ウイルスと B 型ウイルスと交代で，あるいは混合して消えることなく流行している．

⑦ 1997 年 5 月，香港で 3 歳の男児がトリ型インフルエンザウイルス A・H_5N_1 に感染し，ラ

イ症候群で死亡した．8月21日に一般に報道されると「新型インフルエンザの出現」として大きな騒ぎになった．香港では，A・H_5N_1 ウイルスによるニワトリの大量死がその前から発生しており，感染ルートは不明に終わったが，間違いなくこのウイルスが男児に感染したものであった．これまで H_1，H_2，H_3 のA型ウイルスしかヒトには感染した事例はなく，H_5 の感染は専門家の間でも十分センセーショナルであった．11月から12月にさらに17例の H_5 感染者が発生し，6名が死亡した．致命率30％余というヒトにとっても強毒ウイルスであったが，幸いヒトからヒトへの伝播力はなく，それ以上の発生は認められなかった．

⑧1999年2月と3月に香港で2例の幼児がトリ型インフルエンザウイルスである A(H_9N_2) 型ウイルスに感染したことが報告された．幸い大事に至らず回復し，その後の流行拡大も認められなかった．

5．遺伝子の組み換えはどこで起こるのか

ヒトやブタではインフルエンザは呼吸器の感染症である．しかしトリでは腸管感染症といえる．ヒト，ブタ，トリが同じ次元で生活を営んでいるような地域は，中国南部や東南アジアの農山村であり，アジア風邪や香港かぜのルーツである．鴨や白鳥などの渡り鳥が大陸を越えて移動する時にウイルスも一緒に運ばれる．トリの排泄物が湖沼や地上をウイルスで汚染し，アヒルやニワトリそしてブタが，渡り鳥の排泄物を食べるなどして感染する．ニワトリやアヒルは放し飼いされており効率よく感染する．それらの動物を世話するヒトも密接な接触によりウイルスをやりとりする宿主となる．しかしトリ型インフルエンザウイルスに感染した事実は，HLAタイプなども含めた多方面からの研究の必要を感じる．

まとめ

血清疫学調査では，1989年に A・H_2N_2 型，1900年に H_3N_8 型インフルエンザの流行がヒトの間で生じていたことがわかっている．A・H_3N_2 型は30年，A・H_1N_1 型も20年も流行が続いているが，そろそろ免疫圧力から新型インフルエンザが出現するのではないか．専門家の間ではいつ出現してもおかしくない状況といわれている．香港の Shortridge によれば，ブタはトリ型インフルエンザウイルスにもヒト型インフルエンザウイルスに対してもレセプターを持っているため，同時にブタが相方のウイルスに感染することで遺伝子の組み換えが生じ得る．そのウイルスがヒトに親和性が強く，かつ増殖性が強いときに pandemic に発展する可能性が出てくる．Shortridge はブタを mixing vessel と呼んでいる．私は，A・H_2N_2 が最有力候補と考えている．その時に備えてワクチン生産体制の再構築と関連法規の整備を急がねばならない．

文　献

1）Stuart-Harris CH, Schild GC：Influenza, The Viruses and the disease. Edward Arnold Publishers Ltd, London, 1976

2）Murphy BR, Webster RG：Orthomyxoviruses. in Fields Virology, 3 rd ed.（ed by Fields BN, Kripe DM, Howley PM），pp.1397-1445, Lippincotl-Raven Publishers, Philadelphia, 1996

（武内　可尚）

基礎編

3. インフルエンザの流行はどこから始まるか

　テーマを与えられたとき，正直はたと困った．それがわかれば苦労はしない．もしかしたらインフルエンザの研究にかかわる者にとっての永遠のテーマかもしれない代物なのだ．本稿で筆者にできることは歴史的事実とされていることを紹介すること，そして，時に"どこから始まるか？"を"どこから，やってくるのか？"や"どのようにしてやってくるのか？"に置き換え，インフルエンザの流行についてのこれまでの代表的な考え方を紹介することぐらいである．本書のテーマにはまったくそぐわないことを覚悟のうえで，読者をナゾ解きの入り口に連れてきてあげようと思う．あとは読者の想像力次第である．リラックスして読んでもらいたい．

A．インフルエンザ流行の記録

　インフルエンザウイルスは内部蛋白をもとにA・B・Cの3つの型に分けられている．これらのうち流行規模が大きく，公衆衛生上もっともインパクトが大きいのはA型ウイルスが起こすインフルエンザである．はじめに断っておくが，本稿はこのA型インフルエンザについての話しである．

1．パンデミック（汎世界的大流行）と通常期の流行について

　インフルエンザの流行の起源を語るとき，パンデミックとそれ以外の流行を区別しておく必要がある．Websterらによれば前者にはそれまでになかったまったく新しい型への抗原性の変化（抗原シフト）がともなうとされ，後者と出現のメカニズムがまったく異なると考えられているからである．しかし，後者にもかなり大きな流行があり，流行規模といった点では必ずしも明確な線引きができるものでもない．ことに19世紀半ば以前の大流行に関しては，抗原シフトを検討する手だてもなく，残された当時の記述から流行規模で推定するしかないのである．
　表1に，これまで歴史上の大流行と呼ばれたものについて簡単にまとめてみた．
　十年から数十年単位の間隔でパンデミックが起こっていたこと，その発生時期もまちまちであること，そして発生の地とされるところも特定のところに限られているわけではないことがおわかりいただけただろうか．ただし，傾向としてはロシア・中国が多く，特に最近の3回のパンデミックのすべてが中国で始まっていることは確かである．

表1 インフルエンザの大規模流行の歴史

流行年	発生季節	発生地	流行地域	流行規模*	備考
1510	不明	アフリカ	アフリカ・ヨーロッパ	±	
1580	夏	アジア	アジア・アフリカ・ヨーロッパ 北米	＃	
1729-30	春	ロシア	ロシア・ヨーロッパ	±	
1732-33	秋	アメリカ	北米・ロシア・ヨーロッパ	＃	
1781-82	秋	中国	中国・インド・ヨーロッパ 北米・ロシア	＃	
1799-1802	秋	ロシア	ロシア・ヨーロッパ 中国・ブラジル	±	
1830-33	冬	中国	中国・アジア・インド・ロシア ヨーロッパ・北米	＃	
1847-48	春	ロシア	ロシア・ヨーロッパ	±	
1857-58	8月	パナマ	南米・北米・ヨーロッパ	±	
1889-91	春	ロシア	全世界	＃	(旧アジアかぜ)
1900	不明	不明	ヨーロッパ・南米 北米・オーストラリア	＃	
1918-20	春	アメリカ	全世界	＃	スペインかぜ
1946-48	5月	オーストラリア	全世界	＋	
1948	—†	イタリア	ヨーロッパ	＋	イタリアかぜ
1957-58	冬	中国	全世界	＃	アジアかぜ
1968-69	夏	中国	全世界	＃	ホンコンかぜ
1975	—	オーストラリア	全世界	＋	ビクトリア型変異株
1977-78	春	中国	全世界	＃	ソ連かぜ

*＃：パンデミック
　±：パンデミックであった可能性が考えられている大流行
　＋：パンデミックにまでは至らなかった大流行
—†：著者が記録を見つけられなかった
(文献6をもとに一部改変，著者訳)

2．流行の経時的拡大

ある場所で新しいウイルスによる初めての流行が認められると，その後ほかの地域でも流行が認められるようになり，結果的に時間の経過とともに，あたかも地図上で水がしみ込むように流行地域が拡大していくのが一般的である．例として，1968-69年のホンコンかぜパンデミックの際の流行の広がり方を地図上にプロットしてみた(図4)．しかし，この先入観にのみ捉われると見落とす事実もある．詳しく解析すると，広がり方が連続性を持たず，極端に離れた地域でほぼ同時に流行が始まった例や，人の往来はあっても流行がまったくなかったり，流行の始まりが極端に遅かったり，といった疫学者の頭を悩ませた例もかなりある．

> たとえば1918-20年のスペインかぜパンデミックは世界の隅々まで席巻したが，例外的に大西洋・セント・ヘレナ島では船の往来があったにもかかわらず流行は起こらなかったといわれ，また図4で示すようにホンコンかぜのアメリカの流行でも，9月にアメリカに入り，12月に流行のピークを迎えている一方で，ルイジアナ州では1月末まで流行は認められていない．

それらの事実に何らかの意味を求めるか，それらをたんに話が複雑になるだけと片づけてし

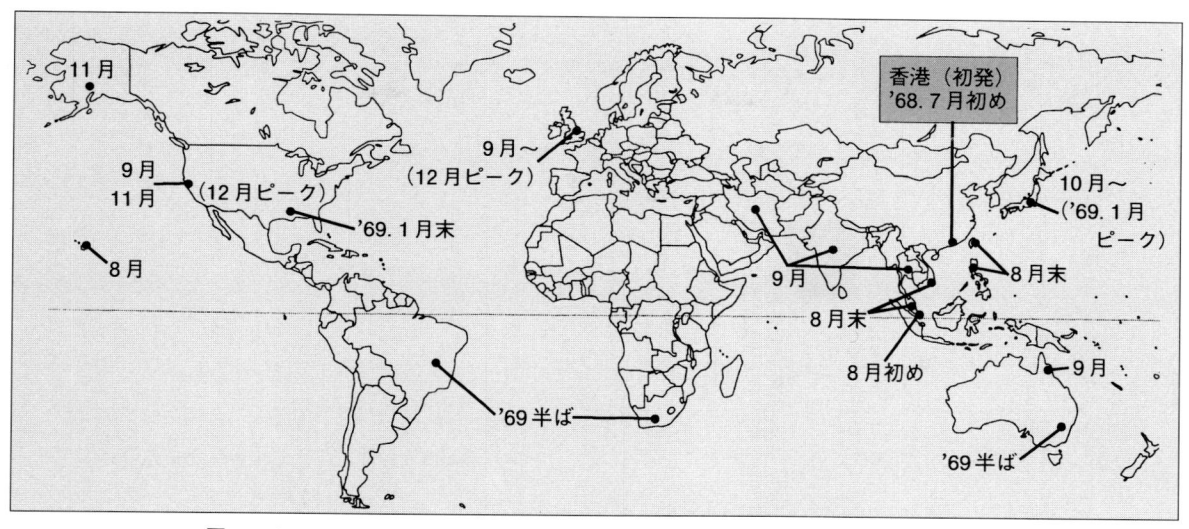

図4　ホンコンかぜ・パンデミック (1968-69) における流行の経時的拡大のようす

まうか，研究者によってさまざまである．

B．流行はどこから？　どうやって？：流行の起源を求めて

　確かに地球上のどこかで流行は始まり，そして他の場所でも次々と起こる（ここでは次に出てくる内容の都合上，あえて流行が伝わるという言い方をしないでおく）．それがどのようにして起こるのか，あるいはどこからやってくるのか知りたくなるのが人情である．そして，昔からいろいろな研究者たちがそれぞれの立場からそれを説明しようとしてきた．まさに彼らの個性の花が咲き競っているかのようである．まずは，それらを紹介する．断っておくが，これらがすべて今の研究者たちの考え方を代表するものではない．むしろ相手にされていないものが含まれている．ここでは真偽のほどは別にして，素直に楽しんでいただきたい．

1．ショープの仮説：ブタ肺吸虫・ウイルスキャリアー説

　これは R. E. Shope というインフルエンザがウイルスで起こることを最初に証明した歴史的人物の唱えた説である．彼の観察はこうであった．北米中西部では秋，時期がくると互いに離れた養豚場でほぼ同時にブタのインフルエンザが流行する．一般に良性だが時に肺炎を起こし重症に陥るブタが出る．よく調べてみると，Haemophilus suis というブタ・インフルエンザ菌の重感染を受けている個体だけが重症化している．彼はこの観察結果から次のような考え方をするようになった．インフルエンザウイルスはブタの体内に潜伏しており，気候などの生活環境の何らかの因子がそれらを活性化させる．そして──ここからが彼の説の真骨頂であるのだが──ブタ肺吸虫がインフルエンザウイルスのキャリアーとなっているのだ，と．ブタ肺吸虫は養豚場の土壌の中にいるミミズの体内にいる．そのミミズはブタにエサとともに偶然食べら

れ，かくしてブタで肺吸虫を介したインフルエンザウイルスの潜伏状態が成立する．そして，そこからウイルスが活性化するのに北米中西部の秋特有の寒さと高い湿度，そしてブタ・インフルエンザ菌による刺激が必要とされるというのである．あとはブタのウイルスがヒトで流行を起こせばストーリーは完結する．

2．ホープ・シンプソンによる仮説：インフルエンザウイルスのヒト体内潜伏説

R. E. Hope-Simpson によれば，インフルエンザを伝染性の疾患と考えた場合，麻疹で適用されるヒトから直接ヒトへの連続的な感染モデルでは，インフルエンザの特徴，すなわち流行が（a）爆発的スピードで拡がること，（b）同時に離れた多くの場所で起こること，（c）常に一定の季節的パターンを持つことなどを説明することはできないという．もともと疫学者である彼は，特定の集団でのインフルエンザの流行の様子を詳細に解析し，その結果，インフルエンザの流行は必ずしもヒトからヒトにうつらなくとも説明できると結論したのだった．そこで彼は，インフルエンザで不顕性のキャリアが普遍的に存在するという考えに至るのである．そして，そのキャリア状態にある期間をあたかもスロー・ウイルス感染のように，数年あるいは長いもので数十年と想定し，さらに潜伏状態からの再活性化のきっかけとして，日光の紫外線を主とする気候因子を考えたのであった．これによって彼は，流行の季節変動から数十年単位での抗原性の循環を含めたインフルエンザの流行の特徴のすべてを説明づけようとしている[3]．

3．ホイルとウィックラマジンの彗星起源説

F. Hoyle はビッグバンの提唱者として高名な天文学者，C. Wickramasinghe は数学者である．彼らは地球上の生命の起源を地球外，彗星に求める立場をとる．星間物質のガスやチリの発光スペクトルの解析から，そこに有機物質の存在を主張するのである．

彼らもやはりインフルエンザの流行様式に関し Hope-Simpson と同じ疑問を抱き，彼らなりの数学的モデルを考え，さらにユニークな説にまで発展させたのだった．

彼らによれば，彗星のチリの中に認められる有機物質様物質の中にはさまざまな微生物がすでに存在しており，それらは彗星とともにやってきて地球上に降り注ぎ，それが古くは地球上に生命をもたらし，あるときには病原体として働いてきたという．そしてインフルエンザウイルスもそれらのうちの一つであるという．高い空から降ってくるとすれば，先の流行様式に関する疑問のほとんどに対して説明がつくという．またウイルスの変異株のバラエティに関しても，それらはすでに彗星の中にあるうえ，宇宙空間でのX線の被曝も変異源になるというのである．そして，地球上の大気の流れの季節的変動や局地的特徴によって，流行の季節変動や特定の地域での流行の始まりやすさの傾向（たとえば，よく言われている中国南部）がもたらされる，と考えるのであった．さらに彼らは数年周期で起こる比較的大きな流行，そして数十年周期のパンデミックを，巨大彗星の地球への接近，あるいは太陽の黒点活動の周期に一致していると主張している．後者の場合には，まず太陽表面での黒点および巨大フレア（太陽面爆発）の出現とともに太陽風（プラズマ粒子の流れ）が発生する．これが地球に強い電界を生じさせ，その電界による加速を受け，通常より多くの量のウイルスが地上に降り注ぐようになる．これ

が黒点周期と大流行が結びつく理由であろうと説明している[2]．

4．大気循環・大陸間移動説

　これは Hammond, Raddatz, Gelskey らが提唱した説であり，微生物学と気象学をあわせた立場からインフルエンザの流行様式を説明しようとするものである．それによればこうである．地表から 1.5 km 上空までの大気圏では気流が常に循環し地球上をめぐっている．それは，ある特定の場所で発生した花粉，放射性同位元素，火山灰，大気汚染物質といったものがはるかに離れた地域で検出される事実がよく物語っている．それらは，数千 km から 1 万 km を軽々と移動するのだそうである．インフルエンザ患者のクシャミや咳のエアロゾールも同様に気流に乗って運ばれると考えるのである．北半球の冬の大気は極東沿岸地域（中国を想定）が低気圧帯で，そこでは大気は上空に舞い上がり，それらは偏西風に乗って移動し，北米・ヨーロッパにある高気圧帯で下降する．そして夏は逆にこの移動は弱まるという．中国で誰かがクシャミをし，そのエアロゾールが感染性を保ったまま大気流で運ばれ，はるか遠く他の大陸にいる運の悪い人に降りかかるといった具合である[4]．

5．熱帯地域・ウイルスレザバー説

　これは福見秀雄先生の書いた文章を見かけて紹介するものだが[1]彼によればインフルエンザを冬期の流行病とする観念は温帯地域に住むわれわれ特有のものであるという．熱帯地域ではインフルエンザは年間を通して散発的に起こっており，そのため流行を特定すること自体，難かしいという．そこで彼はこう説いている．熱帯地域はインフルエンザウイルスのレザバー（保存域）となる．そこから常時ウイルスは温帯域にやってきている（ヒトの出入を介してか，渡り鳥などの野生生物を介してかは別として）．それが南北半球それぞれの冬には気候や生活習慣・環境（閉鎖空間での多数の人々の長時間の密集）などの要因とあわさって流行を起こす．そして春になって流行が終わるとウイルスは再び熱帯地域に吸収される．このようなサイクルが毎年繰り返されているというのである．

6．北極圏湖沼・水禽リザーバー説，中国南部・流行起源説

　これは中国南部を新型インフルエンザの発生の地とする考え方で，現在もっとも信憑性が高いと考えられている説である．そしてこれに基づき当地方を中心としたサーベイランスの強化が図られている．これについては詳しい総説も多々あり[5]また次の稿でも触れられるであろうから，ここでは軽くとどめる．おおまかなストーリーはこうである．カモのインフルエンザウイルスはカモの腸管で増え，不顕性の持続感染で維持され，また個体間では水系感染で広まる．北極圏にある渡りガモの営巣地の湖沼にはインフルエンザウイルスが常に存在し，そこで新しく生まれたヒナはそこでウイルスの洗礼を受け，成鳥となって南に渡っていく．カモは中国南部にたどり着き，そこでこのカモが持つウイルスはアヒルなどの家禽に感染し，さらにブタに感染する．ブタはヒトのウイルスにも感染するため，トリからのウイルスとヒトからのウイルスが同時に感染するようなことがあれば，2 つのウイルスの間で遺伝子の交換が起こる可能性が

ある．そして，われわれがこれまで経験したことのない抗原性を持つ新型ウイルスがこの中国南部で登場することになる．

C．各説について

　読者諸氏にはどれが印象に残ったであろうか？　6はパンデミックの起源を説明するが通常期の季節的流行については何も説明しない．4，5はその逆であり，1，2，3は両方を説明する．結論から言えば，パンデミックにしろ通常期の流行にしろ，現在のところ定説はない．要はどれだけ裏付けのデータを持ち，どれだけprobableなのか，ということであろう．それぞれについてコメントを試みる．

　パンデミックに関しては6がmost probableとされている．まずアジアかぜやホンコンかぜパンデミックのウイルスは，遺伝子解析からたぶんヒトとトリのウイルスの交雑体であろうと考えられている．また北方からの渡り鳥が種々のウイルスのリザーバーになっていることもすでに明らかにされており，さらにそれらのウイルスが中国の家禽から分離されたという報告もある．またブタがヒトとトリのウイルスの両方に感染することが実験的に確かめられ，またその分子機序も明らかにされている．ところが，最後のステップ，すなわち自然界で実際にブタから交雑体ウイルスが分離されたという報告はあっても，それがヒトの間で大きく流行した事例はなく，この説は未完のままである．

　また，場所を中国南部としているが，その根拠は，（ⅰ）過去に，アジアかぜとホンコンかぜパンデミックがこのあたりで始まったという事実，（ⅱ）この地方ではヒトとブタと家禽が密接に暮らす生活様式がとられている場所が多い，の2点のみである．（ⅰ）に対しては，表1を見れば必ずしもパンデミックが中国に始まっているわけではないことがわかるし，さらに（ⅱ）については，それは中国南部に限ったことではないことが明らかであり，他の地域でも，このメカニズムによって新型ウイルスが登場するようなことがあってもいいのではないかという意見も成り立つ．もともとトリのウイルスがブタに入った最初の報告はヨーロッパからであった．とはいえ，いろいろな要素を考えあわせたうえでここがprobableだろう，といったところかもしれない．

　しかし，1997年の香港でのH5N1型インフルエンザによる事件はトリのウイルスが直接ヒトに感染したものと考えられていること，また，スペインかぜの犠牲者から検出されたウイルス遺伝子がブタ型ウイルスのそれだったことなどもあり，必ずしもこの説に固執する必要もないかもしれない．

　1．のショープの説はウイルス学的証拠がない．その後どれだけそのための仕事がなされたのかは知らない．かといって，これを積極的に否定する仕事もない．しかし，上述のように，最近スペインかぜのウイルスがブタ型のウイルスだったことが示唆されているし，あの1976年の有名なFort Dix事件（ブタ型ウイルスがインフルエンザで死亡した若い兵士から分離され，スペインかぜ再来への恐怖からアメリカ中が大騒動になった事件）の例もある．しかし，ウイ

ルス―回虫―ミミズ―ブタ―細菌・気候,といった風吹けば~式のストーリーが現実離れしているという点に難があるのも確かではある.

2．のホープ・シンプソンの説に対しては,非流行期にも数は少ないがウイルスが分離されることから,彼が考えるほどの長期間の潜伏を想定せずとも,ふつうの感染（不顕性を含む）の連鎖で感染の輪がつながりうるという反論がある．本稿では紹介しなかったが,これで流行を説明しようとする研究者は多い．（しかし,それとて積極的な証明はなされていない.）彼は疫学者ではあってもウイルス学者ではない．彼の説を支持するウイルス学的証拠はまだない.

3．のホイルらの説は,じつにスケール壮大,ユニークすぎて（事は地球上の生命の起源にまで及び）生物学者・ウイルス学者たちの嫌悪あるいは無視にあっている．ウイルス学的に証拠はまったくなく,空論とまではいかなくとも,まさに机上論である．それもそのはず,彼らは物理学者と数学者である.

もともとインフルエンザの名は15世紀のイタリアで"星の影響で起こると考えられる流行病"としての記載から始まったと言われている．この意味で,初めに返ったとも言える．読者諸氏は彼らとどのような議論を行なうだろうか？

4．の大気循環説も前説に劣らずスケールの大きいものである．ただし,やはりウイルス学的,実験的事実がともなっていないし,またこれでは欧米のインフルエンザがどこからくるかを説明しても,そのもとの流行の起源に触れることができない．前説もそうだが,さしあたって,ひと気のないロッキー山脈の山中あたりで空気からウイルスを分離しなければならないようである．そして,たとえ分離できても,大量の空気によるウイルス粒子数の希釈を考えると,はたして通常のウイルスがきわめて少量でもヒトに感染が成立するのか,といった疑問にも答える必要があると思われる.

5．の熱帯レザバー説もこれを積極的に否定する要因は見あたらない．日本での流行に先立つ1年くらい前にタイで分離されたウイルスの中に日本での流行株と同じようなものがあったという話を学会で聞いたが[7],この観点から非常に興味深く思えた.

ただし,この考え方に対しては,「各地域でそれぞれのウイルスの感染サイクルが存在し,それぞれが同じような進化をとげているだけ」といった反論も聞いている.

まとめ

繰り返すが,インフルエンザの流行の起源については,いまだ定説はない．これから何十年もかかって明らかになっていくのかもしれない．今,大事なことは,そのためにしっかりした事実を積み上げていくことであろう.

ショープ,ホイル,ホープ・シンプソン,ハモンドらの説は一見いかにも奇抜である．ショープを除けばみなウイルス学の素人である．しかし,それらはすべて彼らが現象（疫学的事実）に真摯に対峙し,不思議を不思議として捉え,それに対する答えを彼らなりに求めようとした結果である．膨大な疫学データを前にして,それらを丹念に検討する態度は見事であり,たとえ結論は誤っていたとしても敬意を表したい．翻って,われわれは彼らを笑えるのか,自分はいったいそれらに対してまじめに答えようとしているのか,というじくじたる思いが筆者にはある．荒唐無稽と一刀のもとに切り捨てる前に,われわれインフルエンザ屋が彼らから学びと

C．各説について

る何かがあるように思えてならない．

文　献

1）福見秀雄：流感茶話．モダンメディア 38(9)：44-50，1992

2）Hoyle F and Wickramasinghe NC：Letter. Nature (London) 343：304，1990

3）Hope-Simpson RE and Golubev：A new concept of the epidemic process of influenza A virus. Epidemiol Infect 99：5-54，1987

4）Hammond GW, Raddatz RL and Gelskey DE：Impact of atmospheric dispersion and transport of viral aerosols on the epidemiology of Influenza. Rev Infect Dis 11：494-497，1989

5）喜田　宏：インフルエンザウイルスの生態—新型ウイルスの出現に備えて—．蛋白質　核酸　酵素 42：145-153，1997

6）Polter CW：Chronicle of influenza pandemic influenza. Textbook of Influenza (Nicholson KG, Webster RG, Hay AJ, Eds.), Blackwell Science, 3-18，1998

7）鈴木　博，他：タイ国におけるインフルエンザウイルスの抗原変異．第 46 回日本ウイルス学会 III E 15，1998

（西村　秀一）

基礎編

4. 動物のインフルエンザ

　人類は多くの伝染病を克服したが，インフルエンザは効果的な予防法が確立されないまま，重要な疫病として残されている．ウイルスの抗原性が変わるうえに，新型ウイルスが出現するためである．人類が過去数十年の間に経験していない亜型のヘマグルチニン（HA）を持つインフルエンザAウイルスが出現したとき，これを新型ウイルスと呼ぶ．新型ウイルスがヒトに感染して伝播する性質を獲得すれば，人々にはそのHAに対する免疫がないので，インフルエンザの世界流行が起こる．過去に大流行を起こしたインフルエンザの多くはまず中国に出現し，ロシアを経てヨーロッパに広がった．なぜ中国で新型ウイルスが登場するのか，謎だった．また，新型ウイルスは，ヒトのウイルスと動物または鳥類のウイルスの間の遺伝子再集合体であると推定されるようになったが，その誕生と伝播のメカニズムは不明だった．

　インフルエンザは家禽や家畜にも多大な被害を及ぼしてきた．アザラシやミンクにも致死的な流行を起こした．インフルエンザはすなわち，地球上にもっとも広く分布する人獣共通伝染病である．動物インフルエンザの疫学成績から，1968年の新型ウイルスであるA/Hong Kong/68(H3 N2)株のHA遺伝子の導入経路がわかった．以下に動物のインフルエンザと新型ウイルスの出現に果たす動物の役割について述べる．

A．インフルエンザウイルスとその宿主域

　インフルエンザウイルスはその核蛋白（NP）およびマトリックス蛋白の抗原特異性に基づいて，A，BおよびC型に分類される．インフルエンザAウイルスはさらに，エンベロープ糖蛋白であるヘマグルチニン（HA）およびノイラミニダーゼ（NA）の抗原特異性によって，それぞれ，H1〜H15およびN1〜N9の亜型に分けられる．HAは感染防御の鍵であり，抗原変異の主役である．

　インフルエンザAウイルスの遺伝子は8分節に分かれており，それぞれの遺伝子分節RNAにはその転写と複製に必要なNPとポリメラーゼ複合体が付随している．したがって，2つの異なるインフルエンザAウイルスが1つの細胞に感染すると，両ウイルスの遺伝子分節はそれぞれ独立に複製され，ウイルス粒子の形成過程で，遺伝子分節の組み合わせが異なる遺伝子再集合体が生ずる．

　インフルエンザAウイルスは人を含む哺乳動物および鳥類に広く分布する（図5）．他方，B

20　C．家禽ペスト

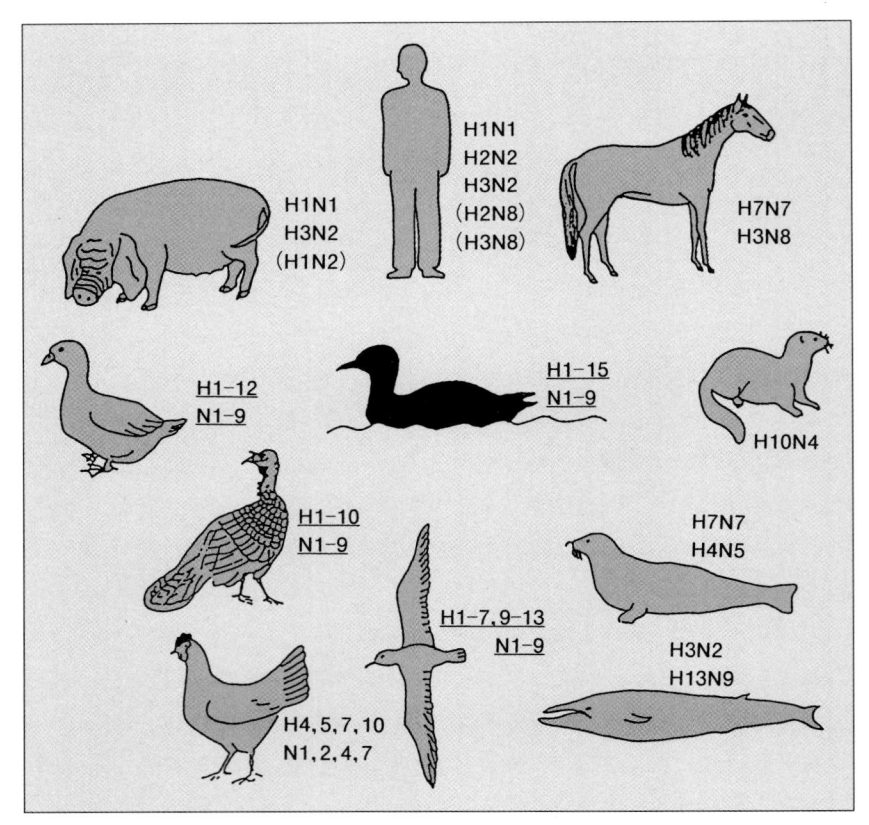

図5　インフルエンザAウイルスの宿主動物とHAおよびNA抗原亜型の分布

豚　H1N1　H3N2　(H1N2)

ヒト　H1N1　H2N2　H3N2　(H2N8)　(H3N8)

馬　H7N7　H3N8

H1-12　N1-9

H1-15　N1-9

H10N4

H1-10　N1-9

H1-7, 9-13　N1-9

H7N7　H4N5

H3N2　H13N9

H4, 5, 7, 10　N1, 2, 4, 7

およびCウイルスの感染はヒトに限られている．

B．カモのインフルエンザ

インフルエンザウイルスの生態調査により，ヒトと動物のインフルエンザAウイルスの遺伝子分節はすべてカモの腸内ウイルスに由来することがわかった．カモはインフルエンザウイルスに経口感染し，症状を示すことなく，大腸，特に結腸の陰窩を形成する単層円柱上皮細胞で増殖したウイルスを糞便とともに排泄する．すなわち，カモは自然界でインフルエンザAウイルスを維持，運搬，供給する役割を果たしている[1]．

C．家禽ペスト

自然界でカモに害を及ぼすことなく受け継がれているインフルエンザウイルスは家禽に伝播して病原性を発揮することがある．欧米ではシチメンチョウの被害が多い．シチメンチョウがインフルエンザウイルスに対して感受性が高いことに加え，野外で飼育されるので，野鳥と接

触する機会が多いためである．

　1983年4月にアメリカ・ペンシルバニア州の養鶏場で，ニワトリが呼吸器症状，産卵率低下や食欲不振を示した．病鶏の気管からH5N2インフルエンザウイルスが分離され，病原性試験で弱毒と判定された．ところが同年10月，ニワトリが死亡しはじめた．11月には20の養鶏場で30％以上のニワトリが肉冠・肉垂および顔面の腫脹と壊死や神経症状を呈して，死亡した．隣接州にも流行は拡がった．カモのウイルスがニワトリの間を伝播する過程で病原性を獲得したのである．HA遺伝子に突然変異が起こって，HA1とHA2の開裂部位近傍に結合していた糖鎖を失い，宿主細胞プロテアーゼによるHAの開裂活性化が促されたためである[2]．1,700万羽を超える家禽と卵を処分し埋却して，この流行は2ヵ月で制圧された．根絶に要した費用は6,000万ドル，被害総額は4億ドルに上った．

　1983年，アイルランドでシチメンチョウにH5N1ウイルスによる流行が起こった．同じウイルスが付近の農場の一見健康なアヒルから分離された．このウイルスはアヒルに対して病原性を示さないが，シチメンチョウに対しては強毒であった．

　1985年，オーストラリアのビクトリア州で，ニワトリにH7N7ウイルスによる家禽ペストが発生した．同じウイルスが付近のムクドリから分離された．

　1993年秋にメキシコでH5N2ウイルスによるニワトリのインフルエンザが発生した．対応が遅れたため，1995年1月には家禽ペストが国中に拡がった．ウイルスがニワトリの間で受け継がれる間にHAの開裂部位に塩基性アミノ酸が入り，その開裂活性化が促された結果，病原性を獲得したものである．

　その後も1996年にパキスタンでH7N3ウイルスが，1997年にはイタリアでH5N2ウイルスが，オーストラリアでH7N4ウイルスが，そして香港でH5N1ウイルスが家禽ペストを惹き起こしている．

　家禽ペストを起こしたインフルエンザウイルスはそのHAの抗原亜型がH5またはH7である．一方，自然界のH5およびH7ウイルスはほとんどが弱毒である．インフルエンザウイルスがニワトリから分離されたときは，それが弱毒であっても，ニワトリの間で受け継がれるうちに病原性を獲得する可能性があるので，警戒を要する．

D．ブタのインフルエンザ

　ブタのインフルエンザの記録としては，1918年8月にアメリカ・イリノイ州西部の農場で発生したものが最初である．この流行は瞬く間にアメリカの中北西部全域に広がった．同じ時期にヒトの間でスペイン風邪が大流行して，世界中で少なくとも2,000万人以上が死亡した．スペイン風邪ウイルスはブタからヒトに伝播したものと考えられる．以来，アメリカのブタにはH1N1ウイルスによるインフルエンザが毎年発生している．

　1976年，アメリカ・ニュージャージー州フォートディクスの陸軍訓練場で，呼吸器症状を示した複数の新兵からH1N1ブタインフルエンザウイルスが分離された．12,000名の新兵の血清

を検査した結果，500名がこのウイルスに感染していたことがわかった．同年秋にウィスコンシン州の農場でブタとヒトから同じH1N1ウイルスが分離された．これらの事件から，スペイン風邪の再来が危惧され，アメリカをあげてワクチン接種計画が実施された．しかしながら結局，このウイルスによるインフルエンザは流行しなかった．翌年，屠畜場作業員の20%がH1N1ブタインフルエンザウイルスに対して抗体陽性であることが判明したが，インフルエンザの発症者はいなかった．ブタのインフルエンザウイルスはヒトに感染するが，不顕性に終わる例が多いことを示すものであろう．

　ヨーロッパのブタからカモ由来のH1ウイルスおよびH1N1ロシア風邪ウイルスが分離された．ブタはまた，H3N2ホンコン風邪ウイルスにも感染するが症状を示さない．中国でブタからH3およびH1インフルエンザAウイルスのほかにCウイルスが分離された．中国のブタに，H3N2とH1N1そして1985年以後はH2N2，インフルエンザBおよびCウイルスに対する血清抗体が検出された．

E．ウマのインフルエンザ

　ウマからインフルエンザウイルスが分離されたのはA/equine/Prague/1/56（H7N7）株が初めてである．以後，世界各地でH7N7ウイルスによるインフルエンザが流行した．1963年にA/equine/Miami/1/63（H3N8）株が競走馬から分離された．わが国では，1971年に競走馬にインフルエンザが流行して以来，発生がない．

　1989年3月，中国北部でウマにインフルエンザが流行し，致死率は20%に及んだ．カモのウイルスがウマに感染し，流行を引き起こしたのである．1990年4月に再び同地のウマにH3N8ウイルスによるインフルエンザが流行した．罹病率は46%に及んだが，軽症で耐過した．前年の流行でウマに免疫ができていたためである．

F．アザラシ，クジラおよびミンクのインフルエンザ

　1979年末から1980年初めにかけて，アメリカ・マサチューセッツ州の海岸で肺炎により斃死したアザラシが多数見つかった．その数は500頭にのぼり，付近に生息するアザラシ総数の20%に相当する．斃死体の肺からH7N7インフルエンザウイルスが分離され，その遺伝子分節のすべてがトリのウイルスに由来することが明らかとなった．1982年から1983年にかけてH4N5ウイルスが，1991年と1992年にそれぞれH4N6とH3N3ウイルスが同地のアザラシに肺炎を起こした．

　クジラからはH3N2およびカモメに由来するH13N9ウイルスが分離された．

　1984年10月，スウェーデンのミンク飼育場で約10万頭がインフルエンザに罹患し，3,000頭が斃死した．この流行の原因H10N4ウイルスは野鳥によって持ち込まれたものと推定される．

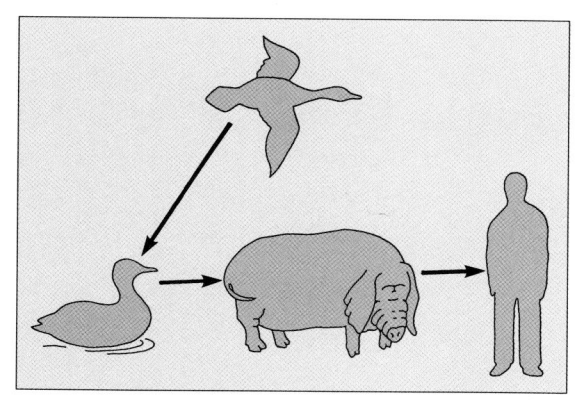

図6 A/Hong Kong/68（H3N2）インフルエンザウイルスのHA遺伝子の導入経路

G．新型インフルエンザウイルスの出現に関わる動物の役割

　私たちはインフルエンザウイルス生態調査，ウイルスの抗原性と遺伝子の解析および宿主とウイルスの相互作用の検討から次の成績を得た．

　①動物とヒトのインフルエンザAウイルスはカモの腸内ウイルスに由来する[3]．

　②ブタの呼吸器上皮細胞表面には，ヒト由来のウイルスに対するレセプターとトリのウイルスに対するレセプターも存在する[4]．ブタがヒトのウイルスとカモのウイルスに同時感染すると，その鼻汁に両ウイルスの遺伝子再集合体を排泄する[5]．

　③A/Hong Kong/68（H3N2）株はカモ由来のH3ウイルスとヒトのアジア型H2N2ウイルスの間で生じた遺伝子再集合体で，そのH3 HA遺伝子の導入経路は，渡りガモ→アヒル→ブタ→ヒトである．すなわち，新型インフルエンザウイルスの出現に，渡りガモ，中国南部のアヒルおよびブタがそれぞれ，ウイルスの供給，伝播および遺伝子再集合体産生の役割を果たす[6〜8]（図6）．

　④北方のカモの営巣湖沼がインフルエンザウイルスの貯蔵庫である[9]．

　⑤新型ウイルスの登場舞台である中国南部までカモによって運ばれるウイルスはシベリアの湖沼に存続している．

まとめ

　香港のH5N1インフルエンザウイルスのヒトへの感染は終息したが，次の新型ウイルスがいつ出現しても不思議ではない．自然界にはH1からH15まですべてのHA亜型のウイルスが水禽の間で維持されており，その多くがブタの呼吸器に感染する．ブタの呼吸器上皮細胞がヒトや哺乳動物のインフルエンザウイルスに同時に感染すると，両ウイルスの間で遺伝子再集合を起こして，新型ウイルスを産生する[5]．トリのウイルスがヒトに直接伝播するようなことが起こるとしても，インフルエンザウイルスの保有宿主である水禽におけるウイルスの分布を明らかにしておけば，迅速な対応ができる．シベリア，中国，東南アジアにおけるインフルエンザウイルスの生態調査を組織的に実施して，新型インフルエンザウイルスの出現に備える対策を確

立しておかねばならない．

　最近になって，人獣共通伝染病が次々と出現し，人類を苦しませている．新型インフルエンザウイルスのほか，出血熱，プリオン病，腸管出血性大腸菌 O 157 などすべてが"emerging zoonoses"である．いずれに対しても日本の対応は的確であるとはいえない．これらに責任をもって対処する組織がなく，疫学のオーガナイザーが不在のためである．かかる役割を果たす人獣共通伝染病国際共同研究組織を設立して，日本が実のある国際貢献を果たすことを望むものである．

文　献

1) Kida H, Yanagawa R, Matsuoka Y : Duck influenza lacking evidence of disease signs and immune response. Infect Immun **30**：547-553, 1980

2) Kawaoka Y, Naeve CW, Webster RG : Is virulence of H5N2 influenza viruses in chickens associated with loss of carbohydrate from the hemagglutinin ? Virology **139**：303-316, 1984

3) Kida H, Kawaoka Y, Naeve, CW, Webster RG : Antigenic and genetic conservation of H3 influenza viruses in wild ducks. Virology **159**：109-119, 1987

4) Ito T, Nelson J, Couceiro SS, Kelm S, Baum L, Koauss S, Castrucci MR, Donatelli I, Kida H, Paulson JC, Webster RG, Kawaoka Y : Molecular basis for the generation in pigs of influenza A viruses with pandomic potential. J. Virol. **72**：7367-7373, 1998

5) Kida H, Ito T, Yasuda J, Shimizu Y, Itakura C, Shortridge KF, Kawaoka Y, Webster RG : Potential for transmission of avian influenza viruses to pigs. J Gen Virol **75**：2183-2188, 1994

6) 喜田　宏：インフルエンザウイルスの生態；新型ウイルスの出現機構と予測．ウイルス **42**：73-75, 1992

7) Kida H, Shortridge KF, Webster RG : Origin of the hemagglutinin gene of H3N2 influenza viruses from pigs in China. Virology **162**：160-166, 1988

8) Yasuda J, Shortridge KF, Shimizu Y, Kida H : Molecular evidence for a role of domestic ducks in the introduction of avian H3 influenza viruses to pigs in southern China, where the A/Hong Kong/68（H3N2）strain emerged. J Gen Virol **72**：2007-2010, 1991

9) Ito T, Okazaki K, Kawaoka Y, Takada A, Webster RG, Kida H : Perpetuation of influenza A viruses in Alaskan waterfowl reservoirs. Arch Virol **140**：1163-1172, 1995

〈喜田　宏〉

基礎編

5. インフルエンザウイルスの病原性の変化

「インフルエンザウイルスの病原性」といわれて最初に頭に浮かぶのは，トリインフルエンザウイルスの強毒株である．このウイルスは致死率が100％近くで，病原性の分子基盤も解明されている．しかし，ヒトウイルスの場合，トリウイルスほどの致死率を示すウイルスはなく，同じウイルスに感染しても，個々の患者の年齢，健康状態によって症状の重さが変わってくる．また，病原性に関わる因子も多いため，病原性発現のメカニズムを理解するのは容易ではない．まして，その病原性の変化を論じるなど論外である．しかし，そう言ってしまっては後が続かない．そこで，本稿ではまず，病原性を規定するウイルス側の因子について，強毒トリウイルスを例に概説し，後半では近年のヒトウイルスの性状の変化と病原性の関連について考察する．

A．病原性因子

インフルエンザウイルスの病原性を規定する因子は，ウイルス側と宿主側の双方に存在する．ウイルス側の因子として，血球凝集素（HA）の開裂度が，また，宿主側の因子として，感染に対する宿主の応答として産生されるフリーラジカルなどがあげられる．本項では，このうち，ウイルス側の因子であるHAの開裂度と病原性の関係を理解するため，まずHAの機能から簡単に述べる．

1．感染初期におけるHAの役割

A型インフルエンザウイルス（「変化するインフルエンザ」，「動物のインフルエンザ」の項参照）のHAは，主要なウイルス表面抗原の1つで，感染初期に重要な役割を果たす．ウイルスが細胞に感染する際，HAは細胞上のシアル酸をウイルスレセプターとして認識し，結合する（図7）[1]．その後，ウイルス粒子は細胞内のエンドソームという弱酸性の小胞に取り込まれる（図7）．ここでHAは構造変化を起こし，膜融合活性を示す．このHAによりウイルス膜とエンドソーム膜が融合すると，ウイルス粒子内部のウイルス遺伝子が細胞質中に放出され（図7），ウイルスの複製サイクルが始まる．しかし，HAが膜融合活性を示すためには，HAが開裂活性化を受けている必要がある．HAは細胞内で合成される際，1本のポリペプチド鎖として合成され，その後，細胞内あるいは，細胞外のトリプシン様のプロテアーゼにより切断され，HA1とHA2の2本のポリペプチド鎖が1本のジスルフィド結合により連結された構造をとる（図8）．

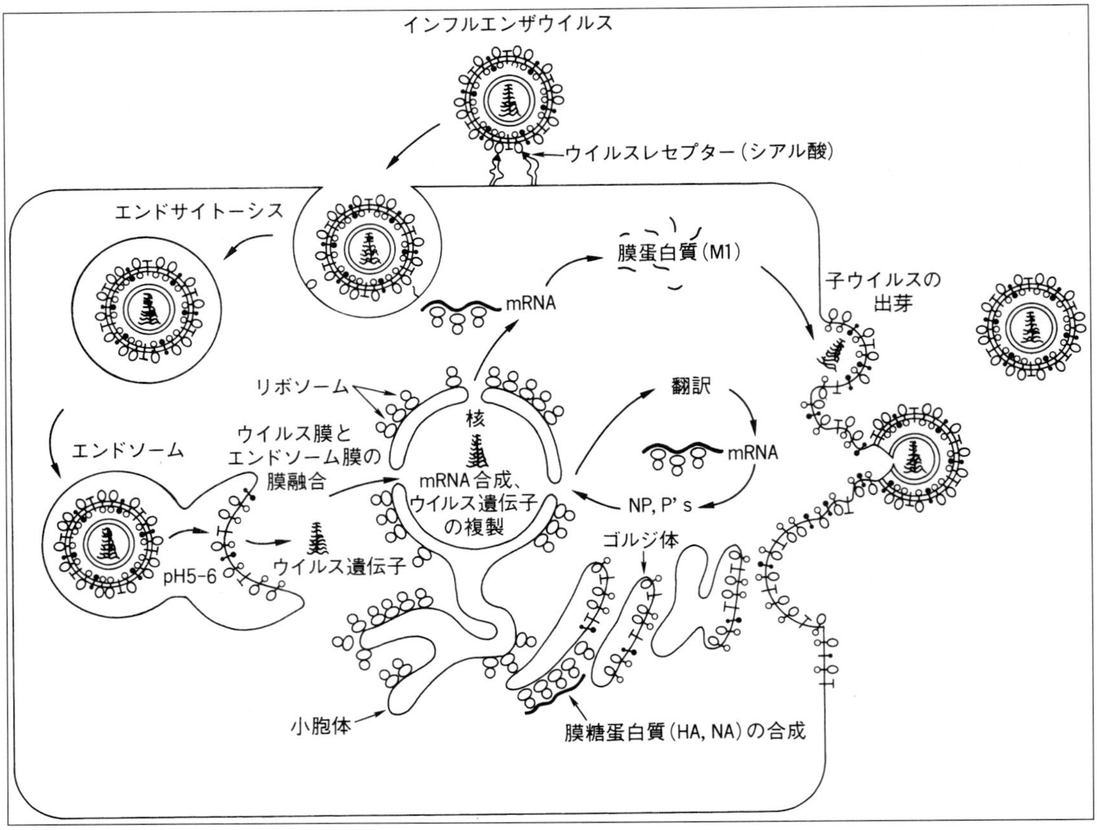

図7 インフルエンザウイルスの生活環（文献[1]より一部改変して引用）

この開裂の結果生じたHA2アミノ末端の疎水性領域（膜融合ペプチド）が膜融合活性を担っている（図8）．つまり，開裂を受けたHAのみが，膜融合活性を持ち，そのようなHAを持つウイルスのみが感染性を示す．したがって，HAを切断できるプロテアーゼが存在する組織，細胞でのみ感染性ウイルスが産生され，開裂されやすい構造のHAを持つウイルスほど，感染性が高く，病原性も強い．

気管支炎や肺炎の起因菌である黄色ブドウ球菌，インフルエンザ菌，肺炎球菌などの細菌のプロテアーゼもHAを開裂活性化することが報告されており[2,3]，細菌との混合感染によるインフルエンザ肺炎の発症およびその増悪化にもHAの開裂度が関わっていることがわかる．

2．HAの開裂活性化と強毒性

インフルエンザウイルスの中で強毒株として知られるウイルスは，トリウイルスのH5とH7亜型（「動物のインフルエンザ」の項参照）に属する一部のウイルスである．これらのウイルスの強毒性はまさに，HAの開裂活性化に規定される．この強毒ウイルスのHAの開裂部位には，複数の塩基性アミノ酸が存在し（表2）[4]，この配列は細胞内のゴルジ体に遍在するプロテアーゼに認識される．そのため，細胞内で合成されたHAはゴルジ体内を通過する際，このプロテアーゼにより開裂され，子ウイルスのHAはほとんど開裂されている．その結果，新たな細胞

図8 インフルエンザウイルス血球凝集素（HA）の一次構造の模式図

表2 開裂部位における塩基性アミノ酸の数とHAの開裂度および病原性との関係

ウイルス	病原性	開裂部位のアミノ酸配列 HA 1/HA 2							HAの開裂
Fowl Plague Virus (H 7 N 1)	強	Ser	Lys	Lys	Arg	Glu	Lys	Arg/Gly	＋
Ty/Ireland/ 1378/83 (H 5 N 8)	強	Gln	Arg	Lys	Arg	Lys	Lys	Arg/Gly	＋
Ck/Scotland/ 59 (H 5 N 1)	強	Gln	—	—	Arg	Lys	Lys	Arg/Gly	＋
Dk/Pennsylvania/ 10218/84 (H 5 N 2)	弱	Gln	—	—	Arg	Glu	Thr	Arg/Gly	—

文献4)より一部改変して引用

に感染した際も感染効率がよい．これに対し，普通のウイルスでは，開裂部位に存在する塩基性アミノ酸は，アルギニンが1つで，ゴルジ体のプロテアーゼには認識されない．したがって，HAは細胞表面に出てから，細胞外のプロテアーゼにより開裂され，子ウイルスの感染効率も強毒株ほど高くない．

　1918年，世界的大流行を引き起こし，2,000～4,000万人もの犠牲者を出したスペインかぜウイルスも強毒株と考えられるが，当時はウイルス分離の技術がなかったため，このウイルスの強毒性の原因はいまだに解明されていない．最近アメリカで，当時スペインかぜに感染して死亡した患者のホルマリン固定組織の一部から，ウイルス遺伝子の一部が検出され，その塩基配列が調べられた[5]．結果は予想に反し，HAの開裂部位に存在したのは1つのアルギニン残基であった．スペインかぜの強い病原性発現の分子基盤はトリウイルスの場合とは異なったようだ．

　これに対し，1997年に全世界を震撼させた香港ウイルス（H 5 N 1）は，まさに強毒トリウイルスの性質を保持している[6]．開裂部位に複数の塩基性アミノ酸が存在し，ニワトリに対する致死率はほぼ100％であった．ヒトに対する致死率も約30％とふつうのヒトウイルスに比べ，異常な高さであった．しかし，このウイルスは，前述のH5に属する強毒トリウイルスが，トリ世界からヒト世界へ直接入ってきたものでヒトからヒトへの感染は確認されていない．したがってヒトウイルスが強毒性を獲得して，出現したものとはいえない．

B．病原性の変化

1．ヒトウイルスの病原性

　ヒトウイルスの病原性は，先にも述べたように，理解するのが困難である．しかし，その強さは現在ではインフルエンザ流行期におけるインフルエンザおよび肺炎による超過死亡率の増加から推定することができる．Simonsen らはこの超過死亡率をもとに Severity Category を設定し，その時期の超過死亡率に与える影響の強さを 10 あるいは 6 段階に段階づけしている[7,8]．彼らは 1972 年から 1992 年までの 20 年間のインフルエンザシーズンと，1957 年，1968 年の大流行時の Severity Category を比較している．それによると，抗原シフト（ウイルスの抗原亜型が変わる変異）が起きた 1957 年（H２N２：アジアかぜ）と 1968 年（H３N２：ホンコンかぜ）の大流行時は Severity Category が高く，アジアかぜは 10，ホンコンかぜは 7，とその病原性の強さを示している．一方，1977 年（H１N１：ソ連かぜ）には 1950 年代に流行していたウイルスが，変異をともなわずにヒト世界に再出現したが，大流行には至らず，そのまま，ホンコンかぜウイルスとともに流行を繰り返して現在に至っている．しかし，この間，大流行時ほどの Severity Category に入る流行はなく，病原性も大きくは変化しなかったと考えられる．この 20 年間で H３N２ ウイルスが優勢だった流行期は Severity Category が 4，5，6 であるのに対し，H１N１ ウイルスと B 型インフルエンザウイルスが優勢だった流行期は 1，2，3 であった[6]．

2．インフルエンザウイルスの性状の変化と病原性

　日本では，1990 年代前半から乳幼児のインフルエンザ脳炎脳症例，高齢者のインフルエンザ感染重症例の報告が増加し，一種の社会問題となっている．しかし，この現象は以前から存在し，それがメディアによる過剰報道のために注目されるようになったのか，実際にウイルスの病原性が変化したために起きた現象なのかは，明らかではない．この項では，近年のインフルエンザウイルスに生じたレセプター結合特異性の変化，脳炎脳症患者由来のウイルスの性状に関するわれわれの研究結果を述べ，それが病原性の変化に関連するのかを考察する．

1）レセプター結合特異性の変化

　インフルエンザウイルスの HA は前述のように，細胞上の糖鎖末端のシアル酸をレセプターとして認識し結合する．この性質は，1941 年に Hirst により発見された「インフルエンザウイルスによるニワトリ血球凝集能」から明らかになった．当時は血球凝集の本体が何であるかは明らかではなかったが，その後，ニワトリ血球上のシアル酸にウイルスが結合し，ウイルスを介して血球同士も凝集することがわかった．それ以来，インフルエンザウイルスはニワトリ血球を凝集するものと考えられてきた．ところが，1991/92 インフルエンザシーズンにヒトから分離された H１N１ インフルエンザウイルスの中にニワトリ血球を凝集しないウイルスが同定された．さらに，翌 1992/93 シーズンには H３N２ ウイルスの中にも同様に，ニワトリ血球を凝集しないウイルスが同定された．その後，H１N１ ウイルスではニワトリ血球を凝集するウイル

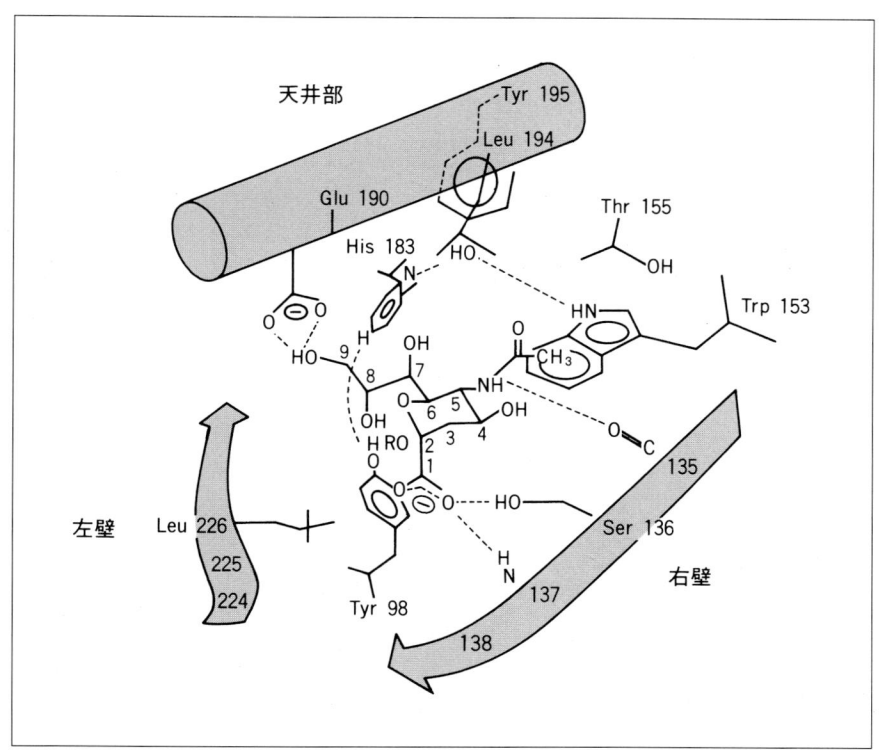

図9 インフルエンザウイルスHAのレセプター結合領域．中央の分子がシアル酸．
(文献[4]を一部改変して引用)

スと凝集しないウイルスが，同程度に分離されている．これに対し，H3N2ウイルスは，現在では分離されるすべてのウイルスがニワトリ血球凝集能を喪失している．

われわれは，ウイルス蛋白質の発現系と部位特異的突然変異法を組み合わせた系を用いて，ウイルスがニワトリ血球凝集能を喪失した原因を調べた．その結果，HA上のレセプター結合領域に生じたアミノ酸変異が原因の1つであることが判明した．インフルエンザウイルスのHAは，X線解析によりその3次構造が明らかにされており，頭部のレセプター結合領域の構成アミノ酸も同定されている(図9)[9]．レセプター結合領域は天井部，左壁，右壁に囲まれたポケット様構造をしている．このうち，上記のレセプター結合特異性の変化には，H1N1ウイルスのHAでは，左壁の225番目のアミノ酸の変異(グリシン→アスパラギン酸)が[10]，またH3N2ウイルスでは，天井部の190番目の変異(グルタミン酸→アスパラギン酸)が[11]関与していたことが明らかとなった．このうち，190番目のグルタミン酸はH3HA以外の他の亜型HA(「動物のインフルエンザ」の項参照)においても，よく保存されており，その変異がHAのレセプター結合特異性に及ぼす影響が大きいことが理解できる．ただし，上記の変異は，レセプター結合特異性の変化に必要ではあったが，十分ではなく，第2の因子の解析を進めている．このように，レセプター結合特異性が変化したウイルスのin vitroでの増殖能は，以前のウイルスと比べとくに変わりがない．in vivoでの影響はまだ，検討中であるが，病原性を左右するほど大きな変異ではないのかもしれない．

2) インフルエンザ脳炎・脳症患者由来のウイルスの性状

　一般にインフルエンザウイルスを培養細胞で増殖させる際は，HA の開裂活性化のためトリプシンを培養液中に加える．ところが，神経病原性を示す WSN 株ではそれを必要としない．WSN 株は，初めてヒトから分離された A 型インフルエンザウイルス A/WS/33 をマウスの脳で何代も継代して得られたマウスの脳に馴化した神経病原性を示すウイルスである．われわれは，この WSN 株同様トリプシン非依存的に増殖するウイルス（以下，NV ウイルスと略）を脳炎・脳症患者由来のウイルスのなかに一株同定した．WSN の場合，トリプシン存在の有無に拘らず，プラーク形成能には差がないが，この NV ウイルスはトリプシン非存在下ではトリプシン存在下に比べプラーク形成能が 1/100 程度低下する．しかし，ふつうのウイルスではトリプシン非存在下ではプラークを形成しないことを考えると，NV ウイルスのトリプシン非依存的増殖能は脳炎・脳症に関連した性質である可能性があった．そこで NV ウイルスをマウスに脳内接種して，その影響を WSN の場合と比較した．その結果，WSN の場合には運動失調，体重の減少がみられるのに対し，NV ウイルスでは運動能は低下せず，体重にも変化はみられなかった．次にヒト由来の神経系細胞を用いて，NV ウイルスと WSN の増殖能を比較検討した．その結果，WSN は glioblastoma，neuro-blastoma でトリプシン非依存的に増殖するのに対し，NV ウイルスは glioblastoma でのみ，トリプシン依存的に増殖した．この性質が，脳炎脳症発症とどう関係するのかは現在検討しているところである．NV ウイルスは 10 例のインフルエンザ脳炎脳症患者由来のウイルスのうち，唯 1 つの変わった性質を示したウイルスである．このウイルスの性質がインフルエンザ脳炎脳症発症メカニズムのすべてを説明できるとも考えられない．しかし，インフルエンザ脳炎脳症の病因解明の手がかりがほかにない以上，また，ウイルス側に要因を見つけようとするなら，このようなウイルスの性質から解明していくのも 1 つの方法と思われる．

まとめ

　レセプター結合特異性の変化，NV ウイルスの出現，とインフルエンザウイルスの世界でも変化が起きている．このような変化の積み重ねが，将来的にはインフルエンザウイルスの病原性の大きな変化を引き起こす可能性も否定はできない．インフルエンザウイルスを撲滅する手だてがない現在，当面はウイルスの変化に注意を払いながら，ワクチン，抗ウイルス剤などを利用しつつ，ウイルスとのうまい共存方法を考えていくしかないのであろう．

文　献

1) Lamb RA and Krug RM. Orthomyxoviridae：The viruses and their replication. In：Fields BN, Knipe DM, Howley PM, eds. Fields Virology Lippincott-Raven, 1353-1396. 1996.

2) Tashiro M, et al：Synergistic role of staphylococcal protease in the induction of influenza virus pathogenicity. Virology 157：421-430, 1987

3) Tashiro M, et al：Role of staphylococcal protease in the development of influenza virus pneumonia. Nature 325：536-537, 1987.

4) Brian RM and Webster RG. Orthomyxoviruses. In：Fields BN, Knipe DM, Howley PM, eds.

Fields Virology Lippincott-Raven, 1397-1445. 1996

5) Reid AH, et al : Origin and evo evolution of the 1918"Spanish" influenza virus hemagglutinin gene. Proc Natl Acad Sci U S A 96 : 1651-1656, 1999.

6) Subbarao K, et al : Characterization of an avian influenza A (H 5 N 1) virus isolated from a child with a fatal respiratory illness. Science 279 : 393-396, 1998.

7) Simonsen L, et al. : The impact of influenza epidemics on mortality : Introducing a severity index. Am. J. Public Health 87 : 1944-1950, 1997

8) Simonsen L, et al. : A Method for timely assessment of influenza associated mortality in the United States. Epidemiology 8, 390-395, 1997.

9) Weis W, Brown JH, Cusack S, Paulson JC, Skehel JJ, Wiley DC. Structure of the influenza virus haemagglutinin complexed with its receptor, sialic acid. Nature : 333 : 426-31. 1988.

10) Morishita T, Nobusawa, E., Nakajima, K., and Nakajima,S. Studies on the molecular basis for the loss of the ability of recent influenza A (H 1 N 1) virus strains to agglutinate chicken erythrocytes. J. Gen. Virol. 77 ; 2499-2506 : 1996.

11) Nobusawa E, Morishita T, and Nakajima K Novel receptor binding specificity of recent isolates of human influenza A viruses. In : Brown LE, Hampson AW, Webster RG, eds. Options for the control of influenza III. ELSEVIER : 437-42. 1996.

（信澤　枝里）

サーベイランス

1. WHOのインフルエンザ戦略

　世界保健機関（WHO）は1996年度の世界保健レポート（World Health Report, 1996）で地球規模で増大する種々の感染症に関する現状と諸問題を特集した．この報告書のなかでWHOはインフルエンザによる人的被害はアメリカ1つをとっても老年層を中心に毎年1万人から4万人，また経済的損失は世界全体で直接的医療支出が50億ドル，生産性の低下による間接的な損失が120億ドルと試算し，インフルエンザ対策は世界が共同して取り組まなければならない諸問題の1つとしている．さらにレポートは新型インフルエンザの出現による地球規模での大流行（pandemic）に備えた警戒体制の構築・維持の重要性を訴えている．

A．WHOの戦略

　WHOは新興再興感染症対策をより効率よく迅速に押し進めるため1995年秋にWHO本部組織の部分的改組を断行し，新興再興感染症対策部（EMC）を新設した．インフルエンザ対策本部はDr. Daniel Lavanchyをチーフとして EMC の中に所属し，その活動は，

① 地球規模での早期警戒システムとして機能するインフルエンザサーベイランス事業を強化・維持すること，
② ワクチン株の選定や改良をサポートし，より有効なインフルエンザワクチンの供給を促進すること，
③ pandemic に際して抗ウイルス薬の利用を促進すること，
④ pandemic またはそれが予想される事態（たとえば新型インフルエンザウイルスの出現）に対して加盟各国が国内で迅速な対応ができるように事前の国家プランの策定を促進すること，そして
⑤ 世界各国の人々に正確な情報をすばやく提供し国家レベルおよび個人レベルでの感染防御対策を促進すること

である．

B．グローバルサーベイランス

　インフルエンザウイルスのようにヒトからヒトへの感染性が高くまたその抗原性を次々と変

化させてゆくウイルスに有効に対処するには，ウイルスのサブタイプの分析まで含むサーベイランスを地球規模で確立し継続することが不可欠であり，WHOは多くの労力をサーベイランス事業に費やしている．

WHOのグローバルサーベイランスの基礎は，加盟各国の研究機関の協力を得て全世界に展開する110ヵ所のWHOインフルエンザ・サーベイランスサイトと4ヵ所のインフルエンザに関するWHO指定研究協力センター（後述）である．110ヵ所のサーベイランスサイトではヒトからのインフルエンザウイルス分離と型の同定を行ないウイルスの活動状況をモニタリングしている．この情報は4つの研究協力センターのいずれかまたはWHO本部に伝えられ，定期的にWHOの出版物（WHO Weekly Epidemiological Record）を通してWHO加盟国に伝えられる．また緊急度に応じてWHO Press Releaseなどで伝達される．また必要があればより高度なウイルスの解析を行なったり，ワクチン株選定の参考にするためサーベイランスサイトで分離されたウイルス株は4ヵ所のWHOインフルエンザ指定研究協力センターへと送られる．このサーベイランスネットワークの状況と概念図を図10と図11に示した．なお，サーベイランスの情報についてはフルーネット——WHOのインフルエンザウェブサイト，(http://oms.b3e.jussieu.fr/flunet/)——で情報公開されておりインターネットを通して回覧できる．

いまだ記憶に新しいところであるが，1997年に香港で出現したヒトインフルエンザA(H5N1)は上記110ヵ所のWHOサーベイランスサイトの1つが最初にウイルス分離に成功し，その最終的な同定は複数のWHO指定研究協力センターで行なわれ，その後の香港保健部による新型インフルエンザ対策におおいに役立った．

C．WHO指定研究協力センター

さてWHOは1948年の創立当初から独自の研究施設は建設しないという方針を堅持している（唯一の例外はWHO神戸センター）．したがってWHOは地球規模でのサーベイランスを実施するため先進国（アメリカ，イギリス，オーストラリア，日本）の4つの研究機関をインフルエンザに関するWHO指定研究協力センター（WHO Collaborating Centre）に指定し共同で高度なウイルス同定作業やワクチン株の選定，発展途上国への技術移転などの活動を行なっている．日本では厚生省の国立感染症研究所がこの指定を受けており多くの貢献をしている．香港でのインフルエンザA(H5N1)の出現にともなう1998年1月の中国南部でのWHOと中国政府による緊急共同調査においてもアメリカのWHO指定研究協力センター（米国疾病予防センター：Center for Disease Prevention and Control）とともに日本のWHO協力センターは中心的な役割を果たした．またH5N1に対するワクチン開発においてもこの2つの研究所が世界で主導的な活躍をしている．

34　D．ブタおよびトリのサーベイランス

図10　WHO インフルエンザサーベイランス・ネットワーク
WHOCC：WHO 指定研究協力センター
NIC：サーベイランスサイト

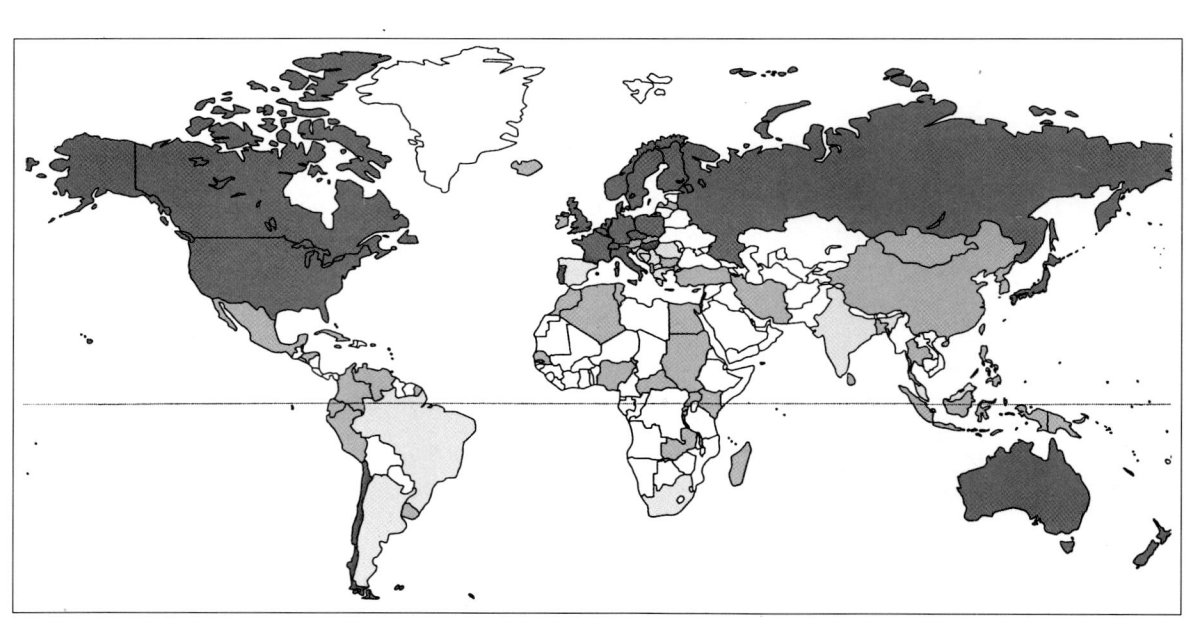

図11　WHO インフルエンザサーベイランス・概念図
　　　：1 Laboratory　　　：>1 Laboratory　　　：National network

D．ブタおよびトリのサーベイランス

　新型インフルエンザウイルスの出現による次の pandemic がいつどこで始まるのか，という問いには何人も答えることはできない．しかし，もしそれがやってくるならば，おそらくトリやブタのインフルエンザウイルスが変異や組み換えを起こしヒトに感染力を持つことに始まるのであろうというのは一般的に考えられているシナリオである．実際 1997 年に香港で確認された新インフルエンザはトリ由来であったことがすでに分離ウイルスの遺伝子解析から明らかになっ

ている．特に中国南部については多くの専門家が新型インフルエンザが出現する可能性の高い地域として指摘している．WHOは中国政府と米国保健研究所（National Institute of Health）との共同で中国南部におけるブタのインフルエンザ調査研究を1998年度から行なうことに合意し，すでに予算化している．またトリインフルエンザの調査強化については中国厚生省，農業省との調整作業が進んでいる．

E．その他の事業

誌面の都合上その他のWHOの活動については詳細をお伝えできなかったが，上記の事業のほかに発展途上国のサーベイランス強化のため，特に中国南部の諸省に対するウイルス診断技術の技術移転事業や，緊急専門家チームの派遣，専門家年次会議と通してワクチン株の選定，国家計画策定のためのガイドラインの策定，インターネットを通じての情報の提供などの活動がWHOの事業として進行している．

文 献

1) The World Health Report 1996：World Health Organization, Geneva
2) WHO Press Release；2 December 1997, 19 December 1997, 23 December 1997, 29 December 1997, 6 January 1998, 10 January 1998, 16 January 1998, 28 January 1998, 18 February 1998
3) WHO, Weekly Epidemiological Record, 28 February 1997

（森田　公一）

サーベイランス

2. わが国のインフルエンザサーベイランス
（現状と将来のあり方）

A. インフルエンザ対策はサーベイランスに依存する

　インフルエンザ対策はサーベイランスに始まり，サーベイランスに終わるといわれる．これは，毎年流行するウイルスの亜型が異なっており，またその抗原性に変異を起こしやすいウイルスであるため，毎年そのシーズンに流行する型と抗原性を予測してワクチン株を選定しなければならず，このためには流行前期から国内で分離されるウイルスの型，亜型，抗原性を含む分離株のサーベイランスが必要であること．また，流行期には患者サーベイランスにより，流行を早期に把握し，その流行規模を評価するとともに，分離されたウイルス株のサーベイランスにより，ワクチン選定株の妥当性を評価し，次年度のワクチン株選定の資料とし，これらすべてからインフルエンザ対策全体の有効性を評価し，また次年度の流行の予測をするというように，年間を通して間断なく続いているということである．また，血清疫学調査により国民の抗体保有状況を把握することは，流行にともなう抗体の獲得状況や流行前の感受性者の把握に有用な情報を提供する．サーベイランスというと患者のことのみと思われがちであるが，インフルエンザ対策のためには，本来，患者，病原体，抗体保有状況の3つを有機的に統合したサーベイランスを行ない，これらの結果を三位一体として解析を行なうことが必要と考える．

B. 患者サーベイランスの現状

　図12に感染症発生動向調査（1999年4月1日以前は旧感染症発生動向調査データによる）による患者発生報告状況を示した．1〜2年おきに大きな山がみられ，1997/98シーズンが過去10年間で最大の山を描いているのがみてとれる．（旧）感染症発生動向調査[1]は，昭和56年7月より行なわれている定点サーベイランスであるが，1999年4月1日の「感染症の予防及び感染症の患者に対する医療に関する法律」（以下新法）の施行により，これまでいろいろな法律に基づいて届けられていた疾患が，1〜4類に類型化され，サーベイランスについては，それらのすべてが感染症発生動向調査としてまとめられ，一元的な情報収集，分析，提供，公開体制を構築することとなった．また，4類感染症には，全数届出の疾患と定点サーベイランスを行なう疾患とに分けられた．実際には，全数届出疾患はそれを診断した全医師が，定点届出疾患については定点医療機関の医師が，一定の書式によってもよりの保健所に届出を行ない，そこからコン

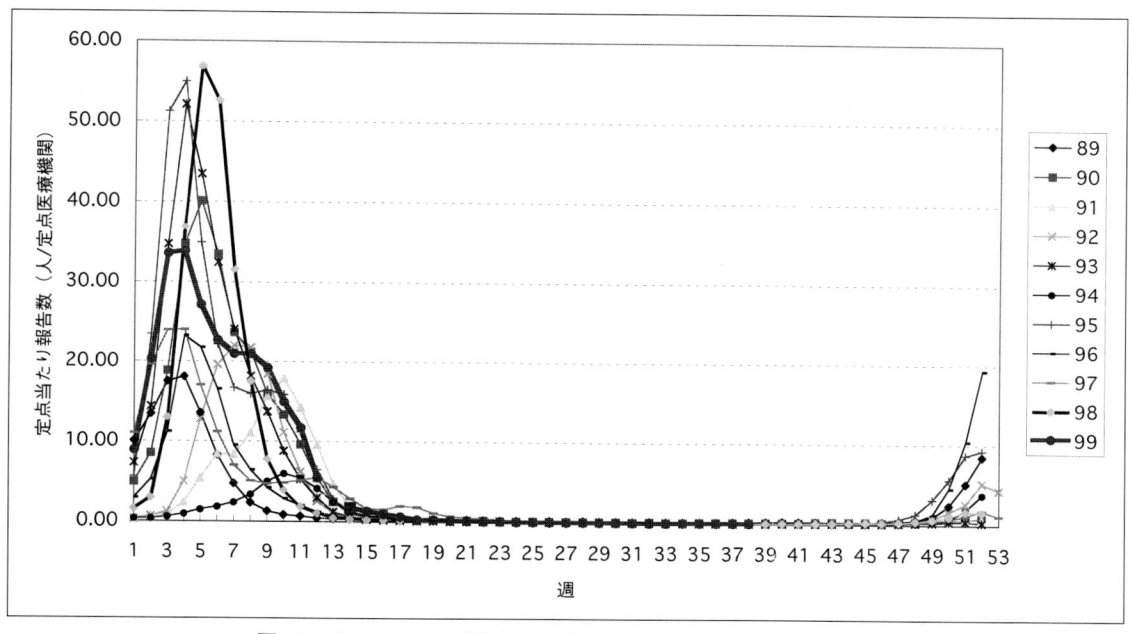

図12 インフルエンザ様疾患週別定点当たり報告数 (1989〜1999)

ピューターを使った厚生省の厚生行政総合情報システム (Wide-area Information System for Health Administration；WISH) を介して厚生省に集められ，当センターにてデータが集計されている．集計データは WISH を介して随時都道府県，保健所，定点に還元されるとともに毎年年報として発行されていたが，1997年6月より情報センターのホームページ (http：//idsc.nih.go.jp/index-j.html) からも提供されている．新法により地方感染症情報センター，基幹地方感染症情報センター，および中央感染症情報センターの設置が規定され，今後は中央感染症情報センターである当センターからとともに，地方感染症情報センターからも情報が提供されることとなった．

インフルエンザはこれらのうちの4類感染症の定点届出疾患に指定され，約5,000のご協力いただいている定点医療機関の先生方から毎週年齢群別患者数のご報告を頂いている．定点の設定に際しては，これまでの定点設定が小児科中心で，成人での状況が十分把握されていないという指摘を踏まえて，小児を主に診療する定点3,000と成人を主に診療する定点2,000とに分けて選定され，また全国での年間罹患数が標準誤差率5%以下で推定できるように設計されている．

これ以外に，患者サーベイランスとしては，学校保健法に基づく学校や学年，学級の閉鎖に関する調査があり，毎年流行期には厚生省結核感染症課から公表されている．また，旧伝染病予防法では，インフルエンザは届出伝染病として臨床医に届出が義務づけられており，厚生省大臣官房統計情報部より，伝染病統計月報および年報[2]として報告されていた．

インフルエンザによる死亡統計としては，人口動態統計月報と年報[3]があり，同じく統計情報部から公表されている．このデータを使用して，インフルエンザおよび肺炎による死亡数から，

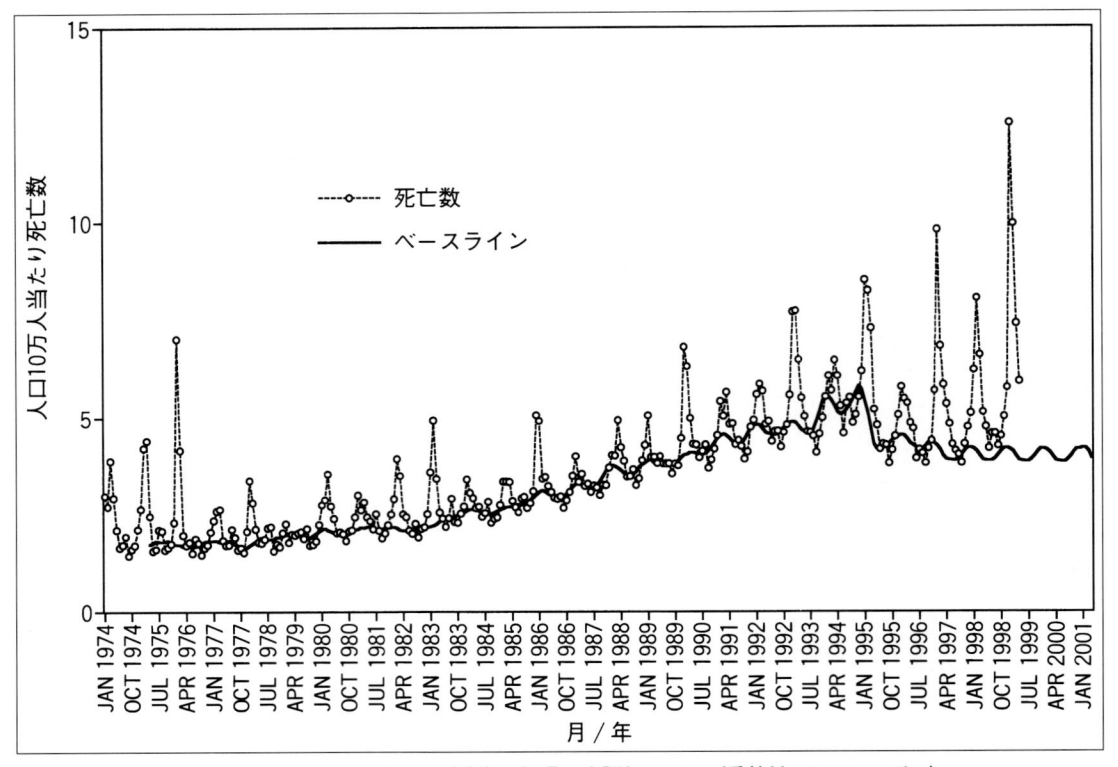

図13 インフルエンザおよび肺炎の超過死亡評価モデル（季節性 ARIMA モデル）

超過死亡を評価したのが，図13である．ベースラインと実際の死亡数との差が超過死亡にあたるが，これをみると，1996/97シーズンと1997/98シーズンは連続して高い超過死亡数を示唆しており，1998/99シーズンはさらに高くなっている．すなわち近年インフルエンザに関連する死亡が増加傾向にあるということである．

C．病原体サーベイランスの果たす役割

　インフルエンザウイルスとしての病原体サーベイランスには，現在2つのシステムが併存している．1つは新法に基づく病原体サーベイランスである．上記の感染症発生動向調査定点のうち約10％が検査定点医療機関として協力していただいており，臨床材料が，都道府県・政令指定都市の地方衛生研究所（地研；全国に73ヵ所）に送られて，病原体の分離同定がなされる．その検出陽性結果および地研が独自に行なっているサーベイランスの病原体検出結果が，WISHを介して随時情報センターに送られる．センターでは地研からのデータの集計を『病原微生物検出情報』[4]にて還元するとともにインフルエンザ流行シーズンにはインターネットにて分離状況を速報として発信している．もう1つは，厚生省感染症流行予測調査事業[5]である．この事業はワクチン予防可能疾患である，ポリオ，麻疹，風疹，ジフテリア，百日咳，日本脳炎，

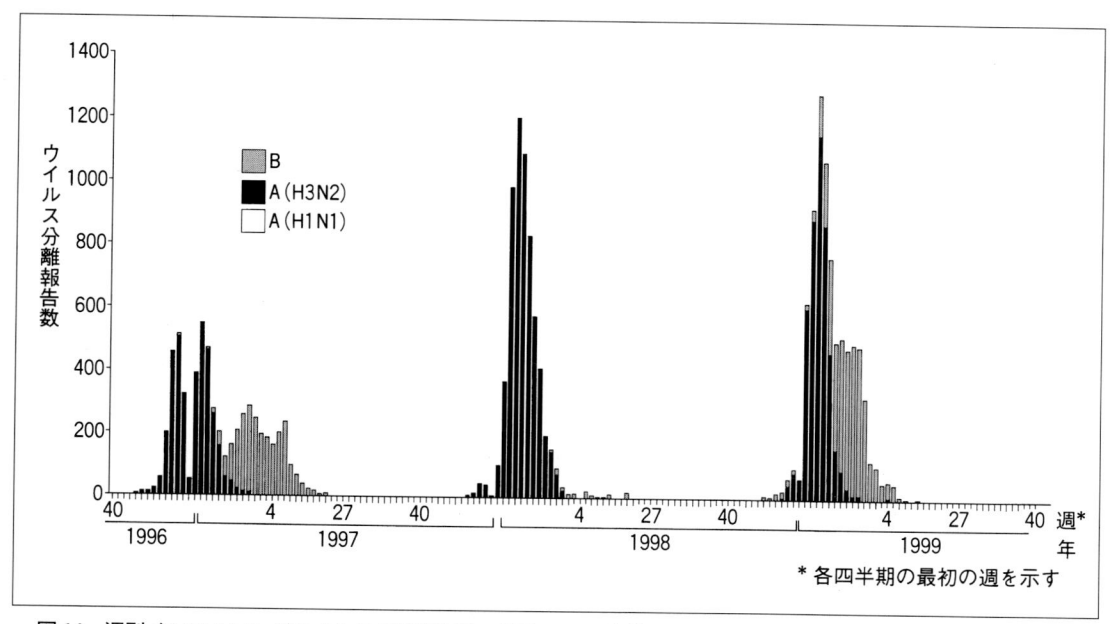

図14 週別インフルエンザウイルス分離報告数の推移,1996年第4四半期〜1999年第3四半期(病原微生物検出情報:1999年8月23日現在報告数)

インフルエンザに対する国民の抗体保有状況と,ポリオ,日本脳炎,インフルエンザの病原体の国内での浸淫状況を調査しているものである.インフルエンザについては,次項で述べる血清疫学調査とともに,感染源調査として全国都道府県につき,1地区を選定し,地区内の1ないしそれ以上の医療機関を受診したインフルエンザ様疾患者または集団発生時の患者を対象として,各地研にてウイルス分離を行ない,分離できた場合にはWHOインフルエンザ・呼吸器ウイルス協力センターの同定キットを用いて型別,あるいは抗原性を検索し,それらの結果がインフルエンザセンターに送られ,集計され,主流行株を把握するとともに次年度のワクチン株の選定に役立てられている.またインフルエンザセンターでは遺伝子配列などさらに詳細な分析を行なうことにより分子疫学的検討が行なわれている.

これらの結果より,1996/97,1997/98,1998/99シーズンのウイルス分離状況をみてみる(図14).この3シーズンでは,連続してA/香港型の分離数が最も多く,主流行株であったことがわかる.しかしながら,その株の抗原性はシーズンごとに違っており,96/97は,A/武漢/359/95類似株が86.4%を占め,A/シドニー/05/97類似株は13.6%であったが,翌97/98シーズンでは,A/シドニー類似株が53.1%となり,A/武漢とA/シドニーの中間のタイプが42.3%となり,98/99シーズンでは,ほぼ全株がA/シドニー類似株となっている.すなわち,この3シーズンは連続してA/香港型が流行しているものの,その抗原性は連続してA/武漢からA/シドニーに変わっていったものと考えられる.また,96/97と98/99では,流行期後半にB型ウイルスの分離報告数が増加して1つのピークを形成している.インフルエンザ流行の解析がこの項の主な目的ではないので詳述は避けるが,患者報告と対比してみると,96/97と98/99シーズンではそれぞれ後半に小さな山がみられ,これがB型の分離状況と一致していると思われる.

D. 国民のインフルエンザに対する抗体保有状況

それでは，国民のインフルエンザに対する免疫状況はどうだったのであろうか．上述の流行予測調査事業では，1993年までインフルエンザに対する抗体保有状況が毎年調査されていたが，1994年10月の予防接種法改正によりインフルエンザワクチンが臨時接種から任意接種に格下げされたこと，HI抗体調査の意義の問題とともに本事業の予算削減もあり，中断されていた．しかしながら，1998年にインフルエンザの重要性の再認識により再開された．図15は，98/99シーズン前に調査された，A/シドニー株に対する年齢別抗体保有状況である．これをみると，学童期では感染防御可能と考えられている40倍以上の抗体保有率が比較的高いのに対して，成人層では10数％程度に抗体が認められる程度である．実際98/99シーズンには，成人でのインフルエンザ患者が目立ち，報告患者の年齢構成をみてみると（図16），97/98シーズンに比して，シーズン前半では20歳以上の患者比率が高く，逆に後半では学童期齢の比率が増加している．この1つの解釈として，学童では抗体保有率が高かったため，あまりA/シドニーの大きな流行はおきず，逆にB型の抗体保有率が低かったために，後半のB型の流行に影響を受けたということは考えられる．

E. 今後のインフルエンザサーベイランス

これまで現状のサーベイランスについて述べてきたが，患者サーベイランスの目的はいうまでもなく，流行を早期に捉え，その流行規模を把握することである．早期発見のためには，通常図17のようなモデルから流行閾値を設定して，これを超えた際に警報を出すということが一

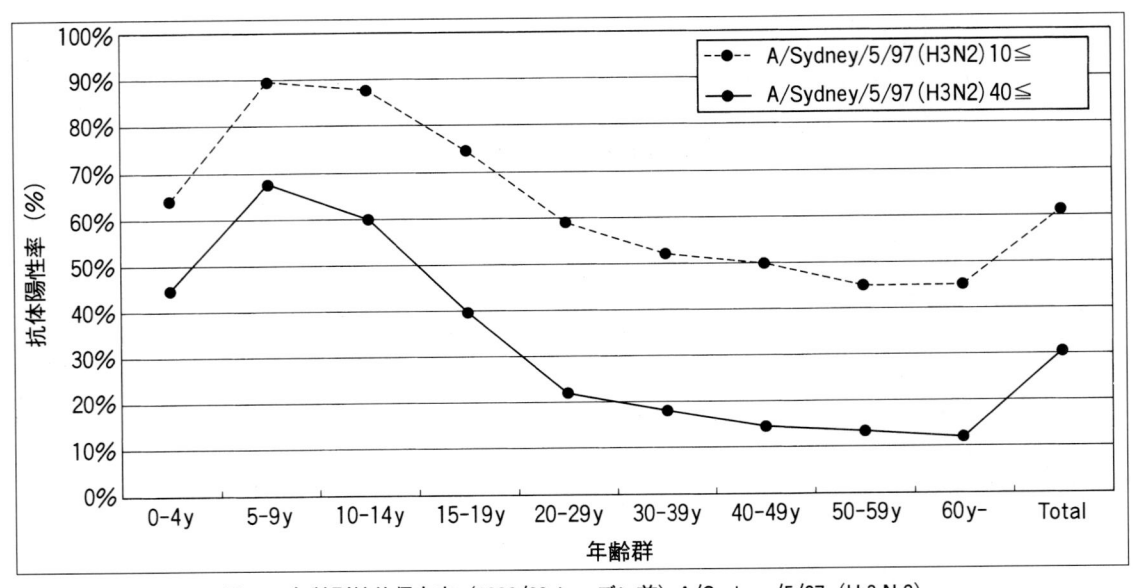

図15　年齢別抗体保有率（1998/99シーズン前）A/Sydney/5/97（H3N2）

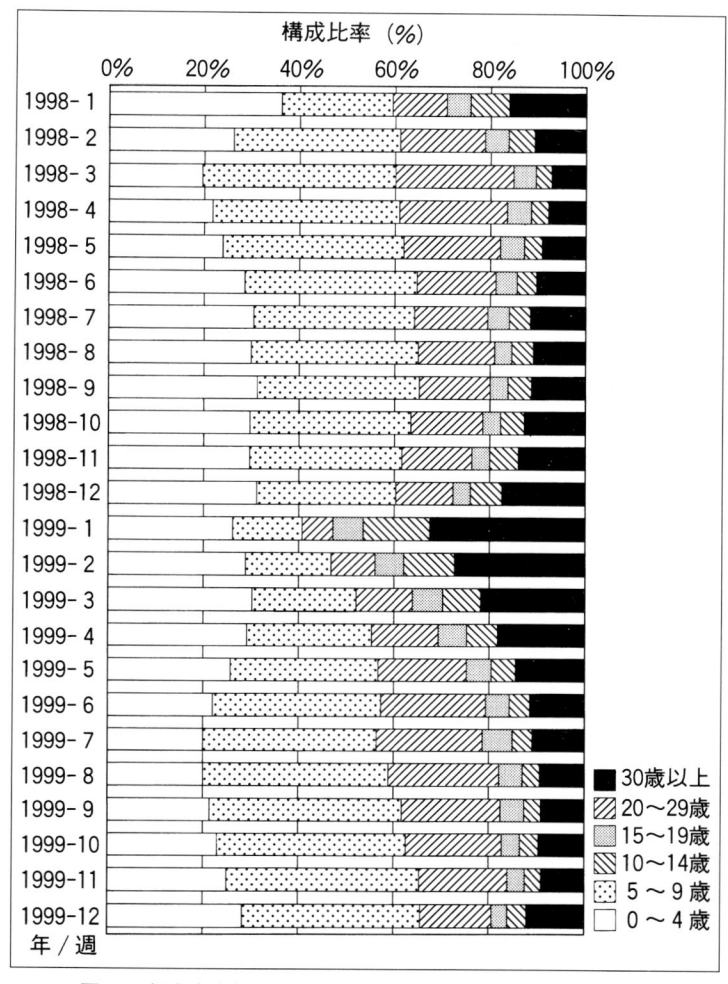

図 16　報告患者年齢構成（1997/98 および 1998/99 シーズン）

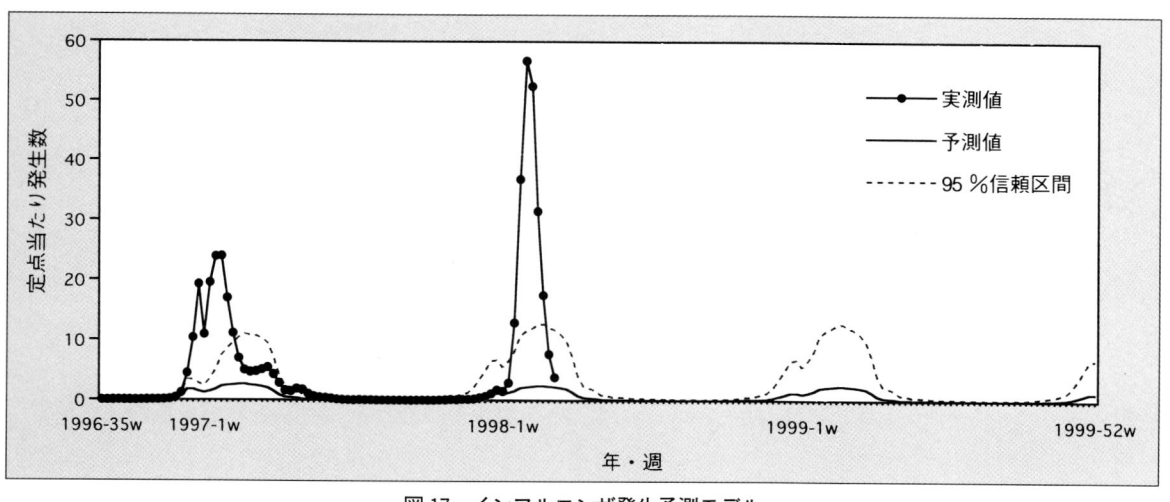

図 17　インフルエンザ発生予測モデル

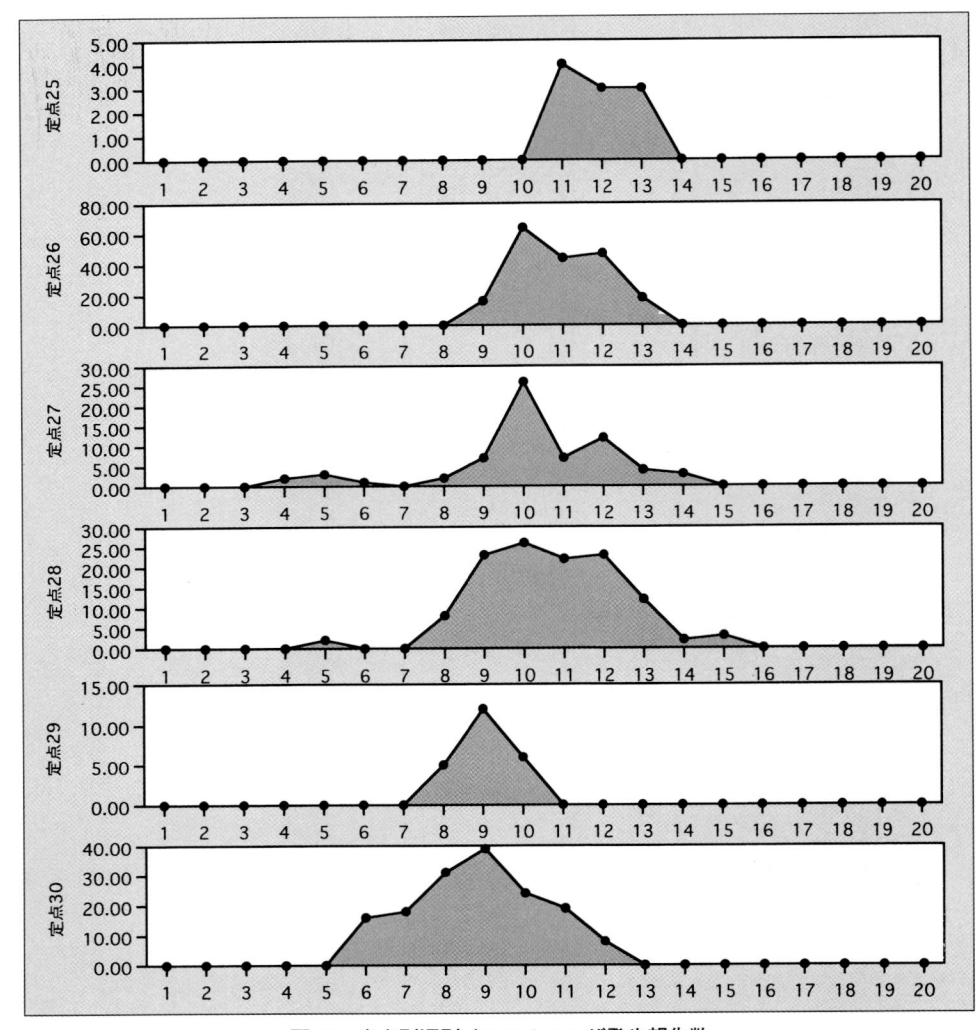

図18 定点別週別インフルエンザ発生報告数

般的に行なわれるが，図17の示すごとく，閾値を超えた瞬間にはピークに近く達しており，早期警報は非常に難しい．定点医療機関ごとの流行曲線（図18）を作成してみると，流行が1つの地域から他の地域に移動していくのがよくわかり，早期警報には基本的に小さな地域での解析を積み重ねていく必要があると考えられる．また，流行の規模については，疾患の発生数の実数が把握できれば非常に有用と考えられるが，インフルエンザの全数調査は実効性に問題があると思われる．実際には定点サーベイランスの定点設計において，地域代表性，正確性とともに統計学的に全国患者数が推計できるように考慮し，迅速性を鑑みてシステム全体を構築すべきと思われる．

また，インフルエンザは軽重多彩な臨床症状をとる疾患であるが，脳炎/脳症を発症した場合には予後も含めて非常に悲惨である．その発症病理には不明な点も多いが，インフルエンザ対策においては，インフルエンザに罹らないこととともに，重症化させないことも考慮されるべ

きである．この点において，インフルエンザの重症合併症例について，その1例1例を大切にしてその発症病理に迫り，ひいては重症合併症を予防するための重症例のサーベイランスも導入されるべきではないかと思う．

病原体サーベイランスは，新型インフルエンザウイルス出現の危惧からも今後ますます重要となる．インフルエンザに特異的な予防方法はワクチンしかないわけで，有効なワクチン株を選定するうえで株のサーベイランスは不可欠である．しかしながら，やみくもに多くの分離をこなすのではなく，偏りなく全国をカバーし，漏れのないようなサーベイランス網が必要で，この点において臨床医の先生方のウイルス分離へのご理解が非常に重要な点であると思われる．検査定点の整備と地研ウイルス検査部門の強化が，確実で迅速な病原体サーベイランスの鍵と思われる．

血清疫学的サーベイランスは，1994年以来中止されたままであったが，1998年度に再開された．インフルエンザに対する血清抗体の感染防御への関わりについては議論があるが，必要であれば分泌液中のIgA測定なども考慮すべきである．感受性者を把握し，ワクチン効果が判定できるような体制を構築し，また高危険年齢層での抗体保有率などのデータを蓄積すれば，よりよい対策に結びつくのではないかと考える．

再三述べてきたように，サーベイランスは対策を講じるために存在する．病原体サーベイランスによって敵を知り，患者，血清疫学，合併症サーベイランスによって己を知り，有効なワクチンとその効果を最大限に発揮できる環境を作成すれば，百戦危うからずである．また，有効な対策のためには，医療機関，関連研究機関，行政機関，学会，専門家などが，健康危機管理を念頭に置いて相互に協力，連携していく必要があるが，これらの実現には以前にもまして感染症についての知識を普及し，国全体で問題意識を高めていくことが急務の課題と考えられる．

文　献

1）厚生省結核感染症課：感染症サーベイランス事業年報，年刊
2）厚生省大臣官房統計情報部：伝染病統計年報，年刊
3）厚生省大臣官房統計情報部：人口動態統計年報，年刊
4）国立感染症研究所，厚生省結核感染症課：病原微生物検出情報月報，月刊
5）厚生省結核感染症課，国立感染症研究所：伝染病流行予測調査報告書，年刊

（谷口　清州）

サーベイランス

3. 地方衛生研究所のインフルエンザへの関わり

　感染症サーベイランス事業は，わが国の感染症対策の中心的事業であり，そのなかで地方衛生研究所（地研）は重要な位置を占めている．日本の各地で発生した感染症に対し，地研は正確で迅速な診断を行なって診療に役立て，解析した情報は行政に還元して感染症対策に貢献している．サーベイランス事業の対象となる感染症のなかでも，インフルエンザはもっとも重要なものの一つであり，地研の検査，調査研究のなかで大きな比重を占めている．ここでは，当研究所をモデルにして，地研がいかにしてインフルエンザに関わっているかを解説し，インフルエンザ対策における地研の役割について考察してみたい．

A．地研におけるインフルエンザウイルス検査の実態

　インフルエンザの流行期になると，府下の医療機関や保健所などから，インフルエンザの検査のために当課に検体が送られてくる．大部分の検体は感染症サーベイランス事業における検査情報のためのもので，検査定点からインフルエンザ様疾患という診断名で送られてくる．定点以外の医療機関からは，個別の検査依頼という形で検体が送られてくるが，重症例が多い．保健所からは，学校などにおけるインフルエンザ様疾患の集団発生の原因を明らかにするため検査依頼がある．検体の大部分は咽頭ぬぐい液，うがい液，鼻汁であるが，インフルエンザ脳症などの重症例の場合は髄液などもある．以上の検体はウイルス分離を目的としているが，抗体検査のためには多くのペア血清が送られてくる．
　ウイルス分離はおもにMDCK細胞を用いて行なうが，鶏卵を用いることもある．分離されたウイルスは，国立感染研から分与されたフェレットの標準抗血清によって同定する．しかし，新鮮分離株のなかには同定困難なものもあり，これらは当課で独自にフェレットを免疫して作製した抗血清を用いて抗原解析している．ウイルス検査のために多数の検査材料が送られてくるが，その数は年々増加傾向にある（図19）．そのなかでもインフルエンザ様疾患の検体がもっとも多く，全検体数に占める割合も年々高くなってきている．特に，インフルエンザの大きな流行があると検体数は多くなり，インフルエンザ様疾患の検体が全検体数の増加の大きな要因であることがわかる．他の地研でも同様の傾向があるものと考えられ，ウイルス検査のなかでもインフルエンザの検査が大きな比重を占めている．

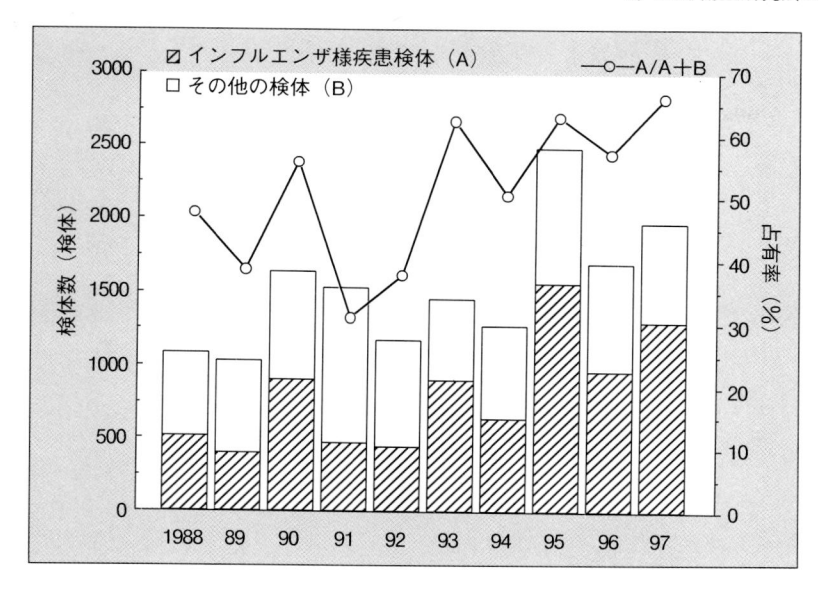

図19 全検体数に占めるインフルエンザ様疾患検体数の割合
（大阪府立公衆衛生研究所）

B．結果の還元と解析

　次に，インフルエンザの検査で得られた結果をいかに有効利用するかということが焦点となってくる．

　分離陽性となった検体に関しては，国立感染研が月報としてまとめる病原微生物検出情報へ資料提供を行なっている．国立感染研では，各地研から送られてきたウイルス分離状況に関する情報を集約・解析し，全国の地研へ還元している．インフルエンザの流行期には，頻繁にインフルエンザウイルスの全国的な分離状況が各地研に情報提供され，それぞれの地域で有効利用されている．

　感染症サーベイランス事業の患者発生情報についても当研究所は大きな役割を担っている．大阪の場合，大阪府と市が共同して事業を進めており，大阪府・市内の各定点からの患者情報をデータ処理し，グラフ化して，毎週1回開催される解析評価小委員会で解析評価を行なっている．グラフ化したデータとコメントは定点ならびに大阪府医師会ニュース（週報）に還元し，府下の多くの医療関係者にできるだけ早く感染症情報が伝わるよう努力している．コメントの中には，当研究所と大阪市立環境科学研究所で行なわれた最新のウイルス分離結果を適宜挿入し，患者発生情報とも合わせて，大阪府下における流行状況を詳しく，正確に伝わるように努めている．

　特に，インフルエンザウイルスの分離状況については迅速に情報提供している．インフルエンザの流行初期に分離されたウイルスの型別とその抗原解析は，その後のインフルエンザ対策に大きな意味を持つからである．府民には，行政やマスコミを通して情報が流れるようにして注意を喚起している．

　過去10年間の，大阪府におけるインフルエンザ様疾患の患者報告数とウイルス分離数を調べてみた（図20）．当然ながら，患者報告数とウイルス分離はほぼ平行しており，インフルエン

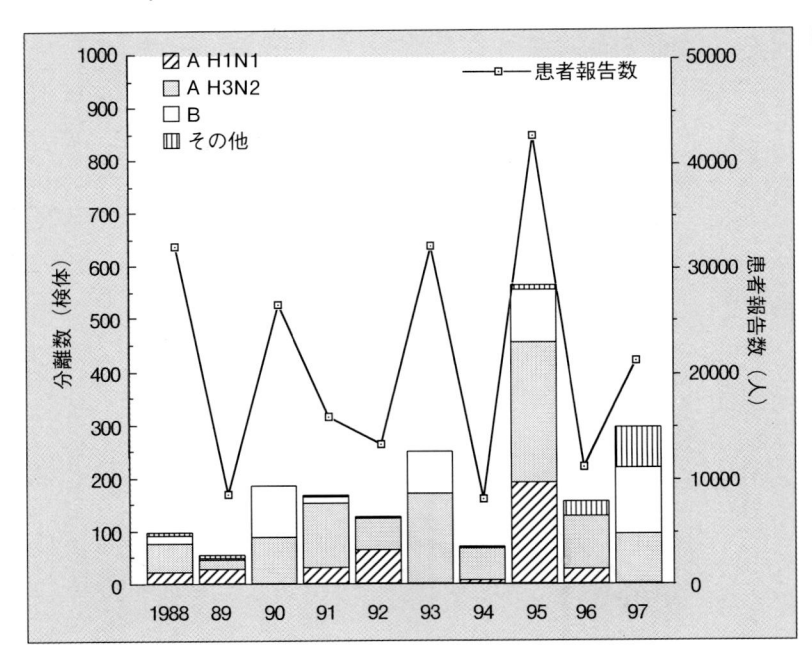

図20 大阪府におけるインフルエンザ様疾患の患者報告数とウイルス分離数

に関しては，ウイルス検査情報が十分に機能していると考えられる．分離されたウイルスの型をみると，A香港型（H3N2）が毎年分離され，現在の流行の主体を成していることがわかる．ここ数年の傾向として，インフルエンザウイルス以外のウイルスが多数分離されており，インフルエンザシーズンにはインフルエンザと他の疾患との鑑別が困難なことをうかがわせている．その意味で，ウイルス検査の重要性がある．

C．問題点と今後のあり方

　わが国の感染症に対するサーベイランスシステムは，国の隅々にまで行き届いた世界にも誇れる優れたシステムである．これには，各都道府県に必ず一つは存在する地研が重要な役割を果たしている．特に，インフルエンザの検査，疫学調査ではそれぞれの地域で主導的な役割を果たしており，行政のみならず住民にも信頼されていると信じている．

　しかし，地研がその能力を発揮するためには保健所や検査定点から検体の提供を受けなければならない．そのため，地研は常にそれら機関と密接な連携を保っておく必要がある．検体の採取方法，保存方法，輸送方法などについて地研は十分に関係機関に説明を行ない，確実にウイルス分離ができる体制を整えておかなければならない．インフルエンザの場合は特に流行初期のウイルス分離が重要なので，流行前に以上の点を確認しておくことは大事である．

　インフルエンザは世界的大流行を起こす唯一の感染症で，この流行は単に日本の一地方の問題だけではなく，日本全体，さらに世界を視野に入れて調査研究を進めるべき問題である．つい最近の例として，香港で起こったトリ型インフルエンザによる患者発生があげられる．この

時には世界中が大騒ぎをしたが，もし日本にこのウイルスが侵入してきたら，まず最初に地研がその検査・同定を行なう役割を担っている．その意味で，地研は他の地研や国立感染研との間で，インフルエンザに関する情報交換や分離ウイルス，抗血清などの交換を積極的に進めるべきと思う．

　今までの地研は，インフルエンザの検査としてはウイルスの分離と同定，血清診断がおもなものであった．しかし，最近の検査技術の進歩には目を見張るものがあり，地研でもこれら技術を導入することが必要とされる時代になってきた．PCR法による遺伝子診断，シークエンサーによるウイルス遺伝子の塩基配列の決定などはもはや普通の技術となっており，地研においてもインフルエンザの診断と遺伝子解析にこれら技術が導入されることが十分予想される．今後は，新しい技術をいかに地研に定着させ，各地研間で技術的統一を図るのかが課題である．

（奥野　良信）

臨床編

1. 小児科医のみるインフルエンザ

　われわれ小児科医の日常臨床において，インフルエンザウイルス感染症はもっとも遭遇する機会の多い疾患である．最近は特に，乳幼児の脳炎・脳症など致死的な病態への関心が増大している．本稿では，インフルエンザ様疾患の臨床の現状と問題点などについて，一開業医の立場から紹介する．他の執筆者と重複したり，一致しない点もあると思われるが御容赦いただきたい．

A．流行期の診療状況

　表3に，香川県におけるサーベイランス調査結果の1997〜1998年流行期における週別報告数の推移を示した．今季の流行は全国的にもA香港型が大部分を占め，県下ではそれ以外のタイプは分離されなかった．97年中にはほとんど報告がなく，98年に入り第2週から患者発生が目

表3　インフルエンザ様疾患の年齢別報告数の週別推移（1998年）

	0歳	1歳	2歳	3歳	4歳	5歳	6歳	7歳	8歳	9歳	10〜14歳	15〜19歳	20〜29歳	30歳以上	合計
第1週		2		2	1		1							1	7
第2週				3	4	12	8	6	2		4		1	2	42
第3週	2	7	16	19	17	32	28	25	18	19	44	9	4	6	246
第4週	21	57	71	78	89	107	114	112	106	118	259	49	6	21	1208
第5週	27	73	81	92	128	134	129	147	149	134	358	53	8	14	1527
第6週	42	113	111	103	123	118	106	81	81	89	245	38	12	12	1274
第7週	36	76	74	68	69	79	53	47	64	49	138	29	5	13	800
第8週	18	29	26	31	23	22	28	17	20	22	51	11	5	10	313
第9週	7	11	14	23	15	15	12	12	5	10	11	4	2	1	142
第10週	1	2	4	1	3	5	6	3	1	3	5	1	1	1	37
第11週		6	2	5	2		1	2	1	1	3				23
第12週	3		1		1										5
第13週					1										1
第14週				1	1			1				4			7
第15週	1			1	1						1	10			14
第16週			2	3	2			1				2			11

（香川県感染症サーベイランス情報週報より）

表4 1998年第5週（6日間）の当院来院患者状況

全来院者数	465名	
全受診回数（のべ数）	668回	
健康外来受診者数	49名	
全一般受診者数	416名	
受診回数（のべ数）	619回	
平均受診回数	1.5回	
インフルエンザ様疾患患者数	236名	（一般受診者の56.7%）
受診回数（のべ数）	392回	（一般受診者の63.3%）
平均受診回数	1.7回	
入院	4名	（肺炎2名，喘息様気管支炎1名，咽頭炎1名）
ウイルス分離施行者	164名	
陽性者	62名	（陽性率　37.8%）

立ちはじめた．以後急増し第5週にピークを迎え，その後漸減し第12週頃にはほぼ終息している．また，その年齢別発生状況は，この調査は小児内科定点がほとんどであるため成人は実数を表しているとは言いがたいが，まず30歳以上が報告数のピークを迎え，その後5歳から14歳の小児で流行が拡大し，最後に乳幼児にもピークが出現しているように見える．すなわち，父親が外からまずもらってきて，子どもたちに広まり，学校などで一気に拡大し，その子が再び家庭で乳幼児や老人にもうつしてゆくという構図が想像される．

次に，このピークの第5週（2月2日～7日）の当院における来院患者状況を表4に示す．この6日間の一般来院患者のうちインフルエンザ様疾患は56.7%，のべ数では63.3%を占めた．またウイルス分離の陽性率は37.8%であった．

B．学校保健における校医および主治医の役割

前述のごとく，学校，幼稚園などがインフルエンザ流行の拡大する絶好の場所を提供している可能性は否めない．そのため，学校保健法によりインフルエンザは，学校において予防すべき伝染病の第2種に指定されている[1]．詳細は後の執筆者に譲るが，学校長はインフルエンザに罹患している者，疑いがある者，罹るおそれがある者を出席停止にすることができる．また，罹患者のいる地域から通学する者やその地域を旅行した者にまで，必要なら出席停止を認めている．さらに，学校の設置者（公立ならば教育委員会）は伝染病予防上必要があれば，臨時に学校の全部または一部の休校を行なうことができる．

しかしながら，現実にはこの法の精神は必ずしも十分に実行されず，流行の抑止に寄与していない．欠席理由の通知様式も地域によりまちまちである．学級や学校の閉鎖の判断もほとんど学校長に委ねられるが，校長には教育に与える影響などに周囲からの雑音が入ることが想像され，その難しい判断に対して具体的な基準は何も示されていない．過去の文部省局長通達によると，欠席率が平素の欠席率より急に高くなった場合と罹患者が急激に多くなったときは，

その地域のインフルエンザ流行情報を参考にして，時期を失うことなく臨時休業の措置をとることとされている[1]．さらに，休業の期間は疫学的見地から最低4～5日は必要と考えられるが[1]実態は，クラスの半数以上が休んで，そろそろ治った子が登校しようとしたころになって，1日だけ申しわけ程度に学級閉鎖が行なわれるなどといった陳腐な事態がめずらしくない．ましてや，休んでいてもどっさり宿題が届くなど論外である．学童に感染が拡大すると，そのウイルスは再び家庭に持ち込まれ，ひいては老人や新生児などハイリスク者の直接死亡や超過死亡の遠因になるという言い方すらおおげさではない．

　型が違えば1シーズンに2度罹ることは十分可能性があるし，同じ型のウイルスでも何度も罹患し，まれには同一シーズンに同一ウイルスに2度罹患したことが証明された例まで報告されている[2,3]．また，学校保健法における出席停止は疑いのある者で十分なのである[1]．主治医としては勇気を持って，たとえ紛れ込みである可能性があっても，インフルエンザ様疾患としての診断のもと，保護者や児童にしっかり休むよう進言していただきたい．

C．診断に関して

　前項では，おもに伝染病の蔓延を防ぐ立場から診断はおおまかにインフルエンザ様疾患としての扱いでよいと述べた．ただし，患児個人の治療および経過観察のためには，インフルエンザウイルス感染症としての早期診断が重要であることはいうまでもない．しかしながら，日常臨床におけるインフルエンザの診断は容易ではない．

　当院はサーベイランス検査定点でもあるため，かなりの数のウイルス分離を行なっているが，表4に示したごとく結果的に臨床診断との一致率は高くない．もっとも問題になるのは検体採取の時期であろうが，その他，地域の衛生研究所までの輸送の方法やそれに要する時間，ウイルス分離に使用される細胞や培養液，さらには実施する技術者の習熟度まで，さまざまな要素が考えられる．地方の衛生研究所ではおもに人的不足のため報告が遅れ治療に役立たないことも多い．

　したがって，経過観察中には確定診断に至らずに治療を行なっているのが実状であろう．その場合，やはり学校や家族内など地域の流行状況を必ず問診することが最大の補助になる．この時期にインフルエンザほどの急激な，かつ大規模な流行を認める感冒ウイルスは存在しない．強い白血球ならびに好中球減少や炎症所見に乏しいことも参考にはなるが，混合感染があればこの範疇に入らないであろうし，この時期の多数の患者全例に血液検査を実施することも不可能である．二峰性の発熱の経過や周囲への感染の拡大状況から最終的に判断することも少なくない．一般外来で行なえる簡便な早期診断法の確立が望まれ，その意味で最近国内でも使用が可能になった迅速診断用キット（FluA，Flu，OIA）が期待される．

D. 治療および予防に関して

　インフルエンザの治療薬として，塩酸アマンタジン（シンメトレル®）はA型インフルエンザに対して有効とされるが，さまざまな精神神経系の副作用も少なくなく耐性獲得も早いとされる．それゆえ対象は限定され，小児に幅広く使用されるべきではない．また，ザナミビル（リレンザ®）も最近A型およびB型インフルエンザに対して認可されたが，当面小児は適応外になっている．したがって，一般的な原因的治療法がない以上，治療の原則はあくまで水分と栄養の補給および十分な睡眠などであろう．抗生物質は本来不要であるが，実際の臨床においては初診時にウイルス性とのおおまかな診断すら容易ではなく，好中球減少時の二次感染予防の見地からもある程度の使用はやむをえないと思われる．

　現状では治療よりも予防が優先され，予防に関してもたとえ罹っても重くならないようにとの立場が重視される．したがって，やはり体力の保持が中心となるが，ちょうど流行時期が受験シーズンと重なることもあり，ままならないことも多い．現行のインフルエンザ不活化ワクチンは，その個人防衛としての効果が一部で疑問視され定期接種から除外されたが，積極的な予防の手段はほかにはない．ハイリスク者と受験生などニーズの高い者を中心に接種が勧められる．重症化を防ぐ目的で使用するとする立場の意見も強い．過度な報道により副作用に関する誤解が多いが，もっとも安全な部類のワクチンの一つと考えられる．局所免疫効果を期待した，噴霧の生もしくは不活化ワクチンも研究されているが，効果と副作用の両面を満足する十分なものはまだ見あたらない．

まとめ

　冒頭でも述べたように，一小児科医の立場から臨床の実態を総花的にまとめ紹介したため，個々の内容は十分でない．詳しくは他の分担執筆者によるそれぞれの項目を参考にされたい．インフルエンザの小児に対する日常診療に際して，多少なりともお役に立てれば幸いである．

文　献

1）川崎憲一：学校伝染病とその取り扱い．小児科臨床 41：2831-2838，1988
2）秋田美千代：インフルエンザウイルスの疫学．小児科診療 57：355-364，1994
3）武内可尚，他：3週間間隔で2度B型インフルエンザに罹患した8歳の男児例．小児感染免疫 3：93，1991

（永井　崇雄）

臨床編

2. 学校におけるインフルエンザ

　インフルエンザは毎年12月ごろから3月ごろに流行を繰り返し，年齢性別を問わず誰もが罹患する日常的な疾患である．厚生省が発表する学童期のインフルエンザ様疾患患者数だけでも50万人以上の患者数が2～3年ごとに認められている(図21)．学童のインフルエンザ流行の規模を知る指標としてインフルエンザ様患者数・欠席者数・学級閉鎖数・学校数が，区市町村教育委員会などに報告される．感染増幅機関は，学校・幼稚園などであり，そこから社会へと拡大していく．したがって，インフルエンザの流行状況は学校などの欠席者数に反映される．また，多数の児童・生徒がインフルエンザに罹患した場合，本人の健康はもとより教育活動にも支障をきたすことになるため，学校におけるインフルエンザ対策はたいへん重要である．

A．インフルエンザの流行予測と監視体制

　インフルエンザは，飛沫感染という感染経路からみても，人と人との接触が多く，交通機関の発達した現代社会では今後も大流行が予測される．インフルエンザの流行は短期間で広範囲にわたる感染症であるので，常時その発生状況を監視し，流行の状態を把握する必要がある．
　厚生省では，学童を対象に，インフルエンザ流行シーズン近くになると患者数，休校数，学級閉鎖数，欠席者数の週報を出し発生状況を監視している．図22は，年代別に幼稚園から高校までのインフルエンザ様疾患で，休業措置をとった学校数・学級数とその年に流行したウイルスの型を示したものである．平成10年2月13日の「インフルエンザ様疾患発生報告」では2

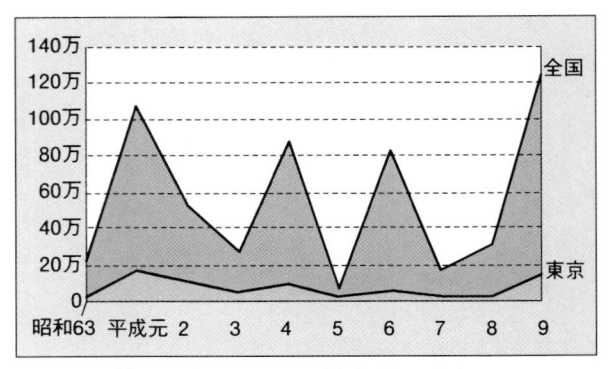

図21　インフルエンザ様疾患発生患者数

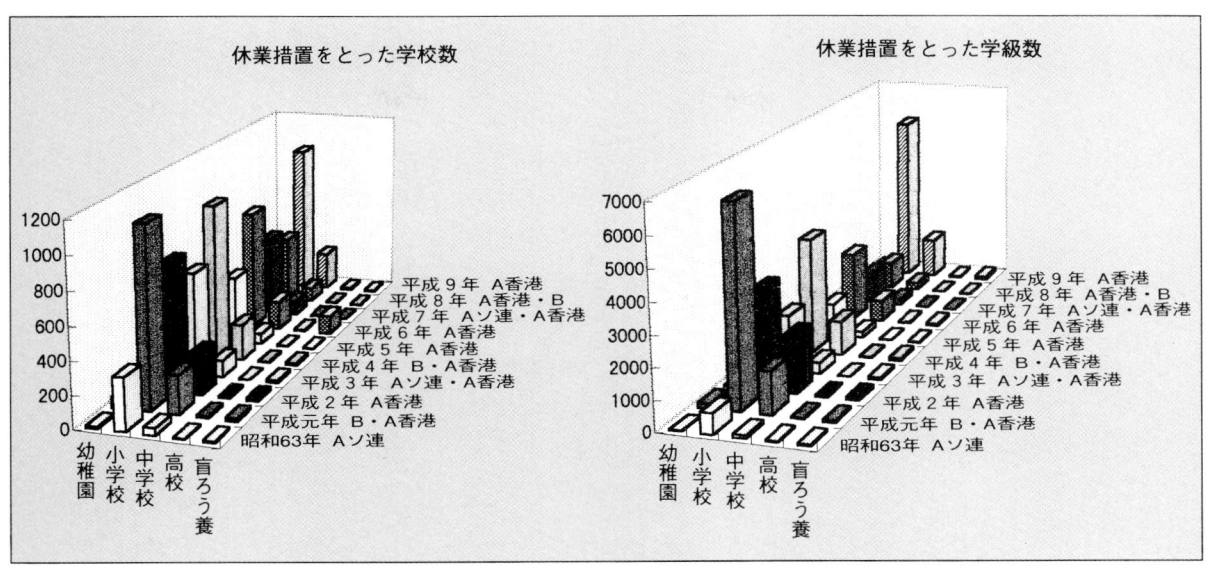

図22 年齢別および学校別のインフルエンザ様疾患で休養措置をとった学校数と学級数

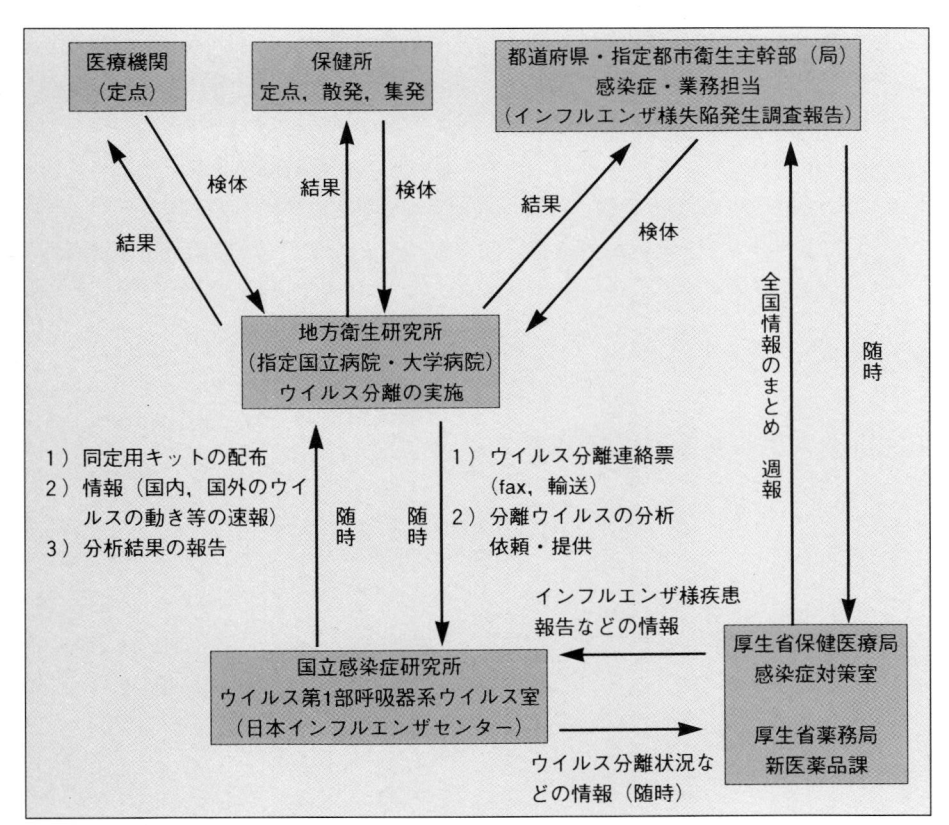

図23 日本におけるインフルエンザ監視体制網
(重茂克彦, 他：日本胸部臨床 11(56)：101-108[3])から引用)

月1日から7日までの1週間に全国の学校で発生した患者数は496,000人で過去10年間で最高の数字であった．

さらに，インフルエンザは，届出伝染病に指定されているとともに，結核・感染症サーベイランス事業および伝染病流行予測事業でも発生状況が監視されている．

また，各地で分離されたインフルエンザウイルスは，国立感染症研究所に送られ抗原分析がなされインフルエンザ防疫実施要網に基づいて対策が進められる（図23）．

分離ウイルスの抗原分析は，インフルエンザ対策のポイントで，ワクチンによる予防対策を進めていくうえでも非常に重要である．春や夏などの非流行期（特に6～7月）に分離されたインフルエンザウイルスは，その年の冬の流行に関連のあることが示唆され，流行予測やワクチン製造株の決定に生かされるようになっている．

B．学童期のインフルエンザの臨床症状

インフルエンザの罹患率を年齢別にみれば学童期の小児がもっとも高い．潜伏期は感染したウイルス量に左右されるが，通常1～3日である．ウイルス量が多いときは，24時間後には咽頭の異和感で発症．ウイルス量が少ないときは潜伏期が7日間くらいになることもある．症状は，学童期では成人と同様に，咽頭痛，クシャミ，鼻水などの上気道症状が出現，半日ないし1日で，悪寒と発熱，頭痛，全身倦怠感，そして筋肉や関節の痛みなどの全身症状が認められる．有熱期間は平均4日間で39℃を超す例も少なくない．二峰性の熱型を示す例も半数近くみられる．解熱しはじめると咳嗽・鼻水がみられ，ほぼ1週間で軽快する．ウイルス感染期間は5日前後である．

C．学校におけるインフルエンザの予防および発生時の措置

（東京都教育委員会）

1．協力体制の確立

学校におけるインフルエンザの予防は，学校及び教育委員会はもとより，その他の関係諸機関，家庭等の協力によって，はじめて十分な成果を期待することができる．

したがって，学校においては，学校保健委員会を活用するなどの方法により，インフルエンザ予防の協力体制を確立するよう努める．

2．学校における措置等

(1) 感染予防のための措置

ア．健康教育の実施
　　児童・生徒に対してインフルエンザに関する健康教育を行い，その予防に努める．

イ．患者の早期発見
　　毎朝，学級ごとに健康観察及び欠席状況調査を行い，登校児童・生徒でインフルエンザ様症状のある者の数および欠席児童・生徒の欠席理由を把握して，患者の早期発見に努める．

ウ．学習時等における配慮
　　ア）教室等の換気を十分に行う．
　　イ）児童・生徒に対しては，うがいや石けんを使って手洗いを励行するよう指導する．

エ．情報の収集
　　随時，教育委員会，隣接校，保健所，学校医等と連絡をとり，地域における流行状況を調べる．

オ．家庭に対する連絡
　　家庭に対して次の事項を連絡し，その協力を求める．
　　ア）児童・生徒の健康状況に注意し，過労や不摂生をさけ，栄養に十分注意して，体の抵抗力を低下させないようにする．
　　イ）流行時には，人ごみや混雑する場所への出入りを控える．
　　ウ）児童・生徒にインフルエンザ様症状があるときは，速やかに医師の診察を受けて安静を保たせるようにし，また，回復後も十分休養をとらせるようにする．
　　エ）児童・生徒がインフルエンザにかかり，またはその疑いがあって学校を欠席させたいときは，すみやかにその旨を学校へ届出る．

(2) 患者発生時の措置
　　インフルエンザにかかり，またはその疑いのある児童・生徒がいることが判明したときは，早期に次の措置をとる必要がある．

ア．出席停止
　　ア）出席停止の措置は，感染経路を遮断して健康者の感染を防止するためのものであり，学校内の流行を防止するためにはもっとも有効な措置と考えられるので，校長は学校医等の助言に基づき，当該児童・生徒に対して学校保健法第12条の規定による出席停止の措置をとることができる．
　　イ）出席停止の期間は，同法施行規則第20条に規定する基準(解熱後2日を経過するまで)による．

> イ．臨時休業
> 　ア）学校においてインフルエンザが発生した場合は，学校保健法第13条の規定による臨時休業について検討し，所管の教育委員会の必要な指示を受ける．
> 　イ）臨時休業後，授業を再開したときは，欠席状況及び罹患状況を調査し必要があるときは，再度臨時休業について検討し，または出席停止の措置をとる．
>
> 3．区市町村教育委員会の措置
> 　区市町村教育委員会は管内学校から報告があったときは，当該学校の欠席状況，登校している児童・生徒の罹患状況，学校医の意見，地域の流行状況，保健所の助言などを参考にし，必要があると認められたときは，学級または学校を単位とする臨時休業の措置をとる．（なお，臨時休業の初発の場合は，保健所へ連絡する）

D．学校におけるインフルエンザ対策

　平成6年に予防接種法が改正され，インフルエンザワクチンはその対象疾患から除かれその予防接種は任意となった．インフルエンザの予防として，確実なものは，予防接種である．そして予防効果でもっとも大切なことは，ワクチン製造に用いられたウイルス株とその年に流行した病原ウイルス株との抗原構造が一致しているか否かである．ワクチンの有効性については議論のあるところであるが，有効性とは，罹患防止効果や流行阻止効果そして症状の軽減や合併症の予防であると思われる．施設内でのインフルエンザ予防接種群では，非接種群に比較し，最高体温は有意に低く有熱期間も短かった．また，重篤な合併症である脳炎・脳症例でインフルエンザワクチンの接種歴のあるものはいない．流行時は，学校が感染増幅の場であり，ここから家庭・社会へと流行していく．したがって，学級・学年閉鎖そして学校閉鎖の効果は支持されるものと考えられる．この集団防衛の考えから永年にわたって学童期にインフルエンザワクチン接種を施行していたが，1994年の予防接種改正にともなって個人防衛を目的とした任意接種に変更された．学校医はインフルエンザ予防接種の重要性・有効性を十分に説明をし，接種率の低下を防ぐことに努力をしなければならない．

　学校医として地域の流行状況・学校における患者数を正確に把握し，早期に対策をたて総合的に学級閉鎖，学校閉鎖のタイミングを検討しなければならない．その際，感染期間（ウイルス排泄期間平均5日間）などを十分に考慮に入れ対策をとらなければならない．

まとめ

　学校におけるインフルエンザ予防対策を考えると現時点ではインフルエンザワクチンの接種が有効である．新型インフルエンザの流行が予想される今日，十分量のワクチンを迅速に供給しえる体制を確立し，学校医が中心に感染状況を早期に把握し，適確な危機対策をたてることが重要である．

文 献

1) 秋田美千代：インフルエンザ．小児内科 27(7)：997-1004, 1995
2) 松薗嘉裕, 富樫武弘：インフルエンザの臨床：インフルエンザ．モダンメディア 43(9)：345-353, 1997
3) 重茂克彦, 根路銘国昭：インフルエンザの流行予測と監視体制．日本胸部臨床 11(56)：101-108, 1997
4) 武内可尚：インフルエンザの現状と臨床像．東京小児科医会報 16(3)：9-13, 1997
5) 廣田良夫, 加地正郎：インフルエンザ対策と予防接種の現状．臨床と研究 73(12)：71-75, 1996

〈和田　紀之〉

臨床編

3. 老人施設におけるインフルエンザとその対策

インフルエンザは，毎冬その規模は異なるが流行を起こし，ときには大流行を起こす．インフルエンザ流行の際，内科医が担当する成人や高齢者は小児に比べて罹患率が高いとはいえない．とくに高齢者では比較的低いとされているが，いったんインフルエンザに罹患すると若年者に比べて，重症化しやすく，肺炎の合併率も高いことはきわめて重要である．

一方，わが国においては，インフルエンザワクチンの接種率および生産量はきわめて減少している[1]．抗インフルエンザウイルス剤としては，A型にはアマンタジンがすでに使用されているが，A および B 型に有効であるザナミビルも使用可能な日が近い．しかし，最も重要なことは予防である．

A．インフルエンザの臨床

内科領域においてみられるのは成人および高齢者であるが，その臨床像の小児との差をみるために，表5および表6にその自覚所見および他覚所見についての報告をまとめて示した[2]．

自覚症状についてみると，腰痛は小児に少なく，成人および高齢者に多く，鼻炎症状や咽頭痛など上気道症状は高齢者は小児や成人に比べて少ない．しかし，咳，痰などの下気道症状および食欲不振などは高齢者が多い．また，他覚所見では，高齢者では発熱は小児および成人に比べて少ないが，胸部の異常所見が高頻度に認められるのが注目される．

以上の所見から，小児および成人に比べて高齢者では下気道の病変が強いことが示唆され，高齢者のインフルエンザでは肺炎が高率に起こることとの関連があると思われる．

現在までに，報告された肺炎合併率についてまとめたが，小児および学童では0〜7.1%と比較的低率である．成人では，25%という報告以外では，大体5%前後である．しかし，高齢者においては，25%前後とはるかに高率である（表7）．高齢者におけるインフルエンザの合併は，しばしば致死的であることから重要な問題となる．

B．高齢者におけるインフルエンザ

先に述べたごとく，小児および成人に比べ高齢者はインフルエンザに罹患した場合には下気

表5 インフルエンザの自覚症状出現率（％）

所見	年齢層		
	小児	成人	高齢者
悪寒	41	57	44
全身倦怠	61	49	44（脱力感）
頭痛	74	88	82
腰痛	7	53	46
四肢痛	13	20	17（四肢筋肉痛）
関節痛	10	14	―
胸痛	26	0	5
咽頭痛	61	61	28
咳	81	69	90
痰	45	35	79
鼻汁	58	41	23
鼻閉	61	33	
嗄声	41	16	6
食欲不振	65	37	86
悪心	16	10	14
嘔吐	16	6	3
下痢	3	16	4

（加地正郎，他編：インフルエンザとかぜ症候群．南山堂，1997[2])）

表6 インフルエンザの他覚症状出現率（％）

所見	年齢層		
	小児	成人	高齢者
発熱	98	94	96
顔面紅潮	28	20	―
結膜充血	61	49	―
咽頭発赤	60	59	23
扁桃腫脹，発赤	―	16	6
咽頭後壁リンパ濾胞腫脹	45	14	―
頸部リンパ節腫大	37	4	―
胸部異常所見	2	2	呼吸音変化 22
			乾性ラ音 33
			湿性ラ音 27
			濁音 6

（加地正郎，他編：インフルエンザとかぜ症候群．南山堂，1997[2])）

表7 インフルエンザにおける肺炎合併率

報告者	流行年	型	地区あるいは国	調査対象	肺炎合併率	（％）
磯江ら	1957	A(H2N2)	名古屋	成人	6/187	(3.3)
				小学生1年	6/117	(5.1)
				小学生2～6年	0/661	(0)
市川	1957	A(H2N2)	酒田市飛島	学童および成人	3/80	(3.7)
Hollandら	1957	A(H2N2)	イギリス	成人	3/170	(1.8)
加地ら	1967	A(H2N2)	福岡	成人（結核患者）	1/28	(3.6)
鈴木ら	1968	A(H2N2)	長崎	成人	3/61	(4.9)
Lindsayら	1968	A(H3N2)	アメリカ	成人	20/127	(15.7)
加地ら	1969	A(H3N2)	全国	成人（実験室感染例）	0/21	(0)
鈴木ら	1970	A(H3N2)	長崎	成人	12/48	(25.0)
新宮ら	1970	A(H3N2)	宮崎	小児	2/28	(7.1)
柏木ら	1980	A(H3N2)	福岡	成人	3/33	(9.1)
柏木ら	1986	A(H3N2)	福岡	高齢者	32/133	(24.1)
鍋島ら	1992	A(H3N2)	福岡	高齢者	10/39	(25.6)

道に炎症を起こし，肺炎に進展する可能性が高く，死亡率を高める．このような観点から，高齢者におけるインフルエンザについて，われわれが経験した流行例について述べる[3)]．

　福岡市における高齢者を主とする病院において，1985年から1986年の冬にインフルエンザA（H3N2）が流行した．

　流行前に保存していた血清と流行後に採血した血清のペア血清についてのHI価の上昇からA（H3N2）の流行と判定した．379例のペア血清が得られたが，このうち，133例（35.1％）がインフルエンザA（H3N2）に罹患したと判定された．この133例について述べる．

表8 インフルエンザ罹患者における年齢別肺炎および死亡率（1985～1986年）

年齢	男性			女性			合計		
	例数	肺炎	死亡	例数	肺炎	死亡	例数	肺炎	死亡
<69	13	3	0	10	1	0	23	4	0
70～79	18	7	2	33	6	1	51	13	3
80<	20	8	5	39	7	0	59	15	5
計 (%)	51	18 (35.3)	7 (13.7)	82	14 (17.1)	1 (1.2)	133	32 (24.1)	8 (6.0)

　表8に示すように、32例（24.1％）に肺炎の合併が認められたが、うち8例が死亡した。死亡例については69歳以下の233例では1例の死亡者も認められなかったが、70代では3例、80歳以上では5例の死亡者が認められた。このように、70歳以上でのインフルエンザ罹患では死亡例が増加したことは、高齢者にとってのインフルエンザは単なるかぜではないことが示唆される。

　一般に、成人における単純性のインフルエンザはだいたい1週間の病気といわれており、3～4日で下熱し、症状も1週間以内には消失すると考えられている。高齢者では、1週間では治癒せず長引く例が多くみられた。

　発熱についてみると、表9に示すように、10日以上の発熱を呈する例が32例認められており、これらのうち15例（46.9％）は肺炎を合併し、5例は死亡した。また、いったん、下熱したが再び発熱を呈した例が29例あり、このうち17例（58.6％）は肺炎を合併し、うち3例が死亡した。

　以上のように、高齢者においては、発熱の継続および再発がみられた場合には肺炎を念頭において治療することが必要となる。また、基礎疾患を有する例では、インフルエンザ罹患により、基礎疾患が増悪し治療を困難にした例も多くみられた。

C．老人施設におけるインフルエンザとその対策

1．老人施設におけるインフルエンザ

　わが国における1999年1月から4月にかけてのインフルエンザによる死亡者は、1,287人でこのうち65歳以上が86％であり、年代別にみると80歳代が39％と最も多く、ついで90歳代が23％、70歳代が19％であった（厚生省、人口動態月報）。詳細は明らかでないが、これらの死亡者のうち、かなりは老人施設の集団発生によるものと考えられる。

　老人施設でのインフルエンザの集団発生は、前述の病院での集団発生のように、古くから存在していたが、ワクチン接種率の著明な低下、高齢化社会が到来し、高齢者が集団で生活する機会が増加したこと、建物の機密性の増加および不適切なエアコンディショニング、施設における一人当たりの空間の狭さなどが考えられる。このうち、最も大切なことはインフルエンザワクチンの接種率の低下と考えられる。

表9 インフルエンザ罹患者における10日以上の発熱例および再発熱例の肺炎および死亡率（1985〜1986年）

年齢	10日以上の発熱			再発熱		
	例数	肺炎(%)	死亡	例数	肺炎(%)	死亡
<59	5	2 (40.0)	0	3	3 (100)	0
60〜79	13	5 (38.5)	2	13	8 (61.5)	1
80<	14	8 (57.1)	3	13	6 (46.2)	2
計	32	15 (46.9)	5	29	17 (58.6)	3

表10 60歳以上の高齢入院患者における不活性インフルエンザワクチンの感染予防効果

	1992/93年流行期		1996/97年流行期		
	ペア血清検査数	インフルエンザH3N2罹患者数（%）	ペア血清検査数	インフルエンザH3N2罹患者数（%）	インフルエンザB罹患者数（%）
ワクチン接種者	92	5 (5.4)	166	5 (3.0)**	1 (0.6)*
未接種者	213	23 (1.08)	104	17 (16.3)**	9 (8.7)

*$p<0.01$, **$p<0.001$

2．老人施設におけるインフルエンザ対策

　高齢者においては，インフルエンザの罹患は時に致死的になることから予防が最も重要である．とくに，老人施設における集団発生の影響の大きさから重要な問題である．

1）インフルエンザワクチン

　インフルエンザワクチンの詳細は他の項にゆずるが，高齢者においても，インフルエンザワクチンの抗原性は十分にあり，80歳代および90歳代でも60歳，70歳代と同様にHI価は上昇する．また，本ワクチンは基本的に毎年2回の接種が必要であるが，前年度接種者は1回の接種でもHI価は上昇する．

　高齢者におけるワクチンの実際の有効性についての，われわれの成績では，表10に示すように，1992/1993年冬では，インフルエンザA（H3N2）の流行でワクチン接種者の方が罹患率は低かったが，有意差はなかった．しかし，1996/1997年冬のインフルエンザA（H3N2）およびB型の流行において，有意にワクチン接種者が罹患率は低かった．このように，ワクチン接種者でも感染する場合もあり，必ずしも100％有効ではないが，有意にその感染を減少させる．

　また，インフルエンザワクチンは，接種者が感染してもその病状を軽減することが知られている．

　インフルエンザワクチンの副作用については，高齢者といえども強いとはいえない．局所の発赤，腫脹，疼痛が約15％，3〜4％に微熱がみられる程度である．

2）アマンタジン

　ワクチンが間に合わなかったり，ワクチンアレルギーがある場合には，アマンタジンの予防投与が有効である．

A型に対しては，70～90％の予防効果がみとめられているが，B型には無効である．
1日100 mgのアマンタジンを流行期間中投与することが望まれる．

副作用としては，不眠，フラフラ感，イライラ感，集中力障害，消化器症状などがあり，時に50 mg投与に減量せざるを得ないことがある．

3．施設関係者対策

高齢者が集団で生活する場においては，インフルエンザのみならず結核その他の施設内感染が重要となる．したがって病院内における院内感染対策と同様な施設内感染対策委員会を作る必要がある．

この対策委員会により，感染者の早期の発見，連絡網の作成，その対策を組織的に行ない，施設の従業員に継続的な感染症に対する教育が必要である．

施設におけるインフルエンザの伝搬には，罹患した患者が入所，インフルエンザ罹患の施設従業員からの感染，罹患した面会客などからの感染など多彩であることから，以下のような対策が必要である．

(1) 施設従業員のワクチン接種の励行，インフルエンザ罹患従業員は入所者との接触を禁止する．
(2) 流行中には，可能な限り新たな入所を延期する．
(3) 可能なかぎりインフルエンザ罹患入所者を隔離する．
(4) インフルエンザ罹患の面会客を断る．

まとめ

内科領域でみるインフルエンザについて述べたが，とくに高齢者にとってインフルエンザ罹患は重要な問題である．一度，罹患すると致死的となる可能性があり，インフルエンザは老人の最後のともしびを消す病気といわれるゆえんと考えられる．今後，高齢者のインフルエンザは致死的でありうることを考慮に入れ，発病早期の抗ウイルス剤の投与により治療成績の改善が期待されるが，予防対策が必要であることを強調したい．

文献

1) Hirota Y, Kaji M：Japan lagging in influenza jabs. Nature 380：18, 1996.
2) 加地正郎，他編：インフルエンザとかぜ症候群．南山堂，1997
3) Kashiwagi S, Ikematsu H, Hayashi J, et al.：An outbreak of influenza A (H3N2) in a hospital for the elderly with emphasis on pulmonary complications. J J Med 27：177-182, 1988

〔柏木　征三郎〕

臨床編

4. インフルエンザの臨床診断

A. 臨床診断

1. 疫学的診断

インフルエンザの臨床診断は冬季において突然高熱で発症する熱性気道疾患患者が，増加してきた時に疑いを持つことができるが，明らかな流行の最中以外の散発例では他の原因によるものを含むインフルエンザ様感冒（インフルエンザに似た熱性疾患）と診断することになる．インフルエンザの流行が始まると外来患者数が急増し，ピークには通常の3～5倍となる．流行は1ヵ月くらいで終わるが，外来気道感染症（RTI）患者がこれだけ急増するのはインフルエンザ以外にはほとんどない．

2. 臨床症状

1) 発熱，全身症状

典型的なインフルエンザの症状は突然，高熱，全身倦怠感，頭痛，筋肉痛などで発症するが，ウイルスの型，年齢，免疫状況などで異なる．発熱は突然39～40℃前後の高熱となり，年長児，学童，成人では2～4日で分離状に解熱することが多いが，乳幼児では発熱が7日前後に及ぶこともある．

[乳幼児に多い二峰性発熱]

乳幼児では39℃前後の熱が2～3日続いたあと，いったん12～24時間あまり無熱の状態となり，第4～6病日に再び発熱するM型の熱型を呈することが多い．これは細菌の二次感染によることは少なく，ウイルス感染そのものによる．西野らによれば1～2歳では62%，3～9歳では30%，10歳以上では6%に二峰性発熱が認められている[1]．

細菌の二次感染はインフルエンザの5%くらいに認められ，再発熱や熱が長引く原因となり，ときに重症化するのでウイルスそのものによる症状と鑑別診断しなければならない．

2) 気道症状

全身症状が強くても上気道症状だけ終わる例もあるが，第3～4病日ごろから気管支炎や気管支肺炎による激しい咳がでることが多い．また，細菌の二次感染による中耳炎，気管支炎，肺炎などにより症状は修飾される．

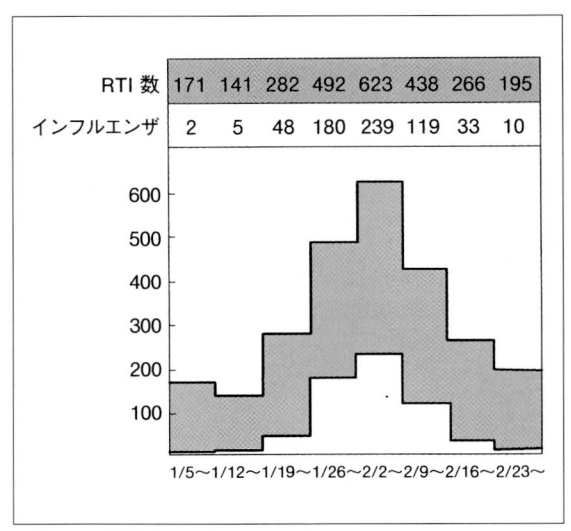

図24 週別インフルエンザの頻度
(1998.1.5～2.28)

乳幼児では時に急性喉頭気管炎（クループ）を起こす．パラインフルエンザウイルスによるクループよりも重症で，吸気性喘鳴と呼吸困難をきたす．

3）胃腸症状

小児では発熱と嘔吐，腹痛で発症し，当初胃腸疾患と間違われることがある．下痢もしばしば認められる．胃腸症状はB型インフルエンザで強い傾向がある．

4）神経症状

インフルエンザは小児に熱性けいれんをもっとも起こしやすい疾患の一つである．小児科病棟に入院してくるインフルエンザの約1/3は熱性けいれんをともなっている．脳症などについては本誌の富樫論文に譲るが，筆者も1983年に脳症の多発を経験している[2]．

B．1998年流行のインフルエンザとアマンタジンの効果

1998年1～2月に市原市においてもインフルエンザA（H3N2）の大流行がみられた．当診療所でも636例をインフルエンザと診断したが，ピーク時通常の約4倍に増加したRTI患者の多くはインフルエンザウイルス感染症のはずだが，臨床的にインフルエンザと診断できた例は40％に満たなかった（図24）．初期の症例のウイルス分離によりA型インフルエンザの流行と確認後口頭で承諾を得た453例にアマンタジン（シンメトレル®）を4～6日間投与使用した．453例中434例（95.8％）では有熱期間が短縮され，有効であり過半数は著効だった．しかし，4日で投与を中止した小児の一部で第5～7病日に再発熱が認められた．予想される発熱期間を過ぎ

るまで使用するほうがよいことは，成書にも記され，筆者自身の16年のアマンタジン使用経験ですでに確認しているが，保険適用がないためやむをえなかった．また，アマンタジンの喀痰中移行が良くないためか，熱は下がっても気管支炎の症状（咳など）には効かないことが多く，抗菌薬を併用しなかった425例中19例（4.5％）で細菌の二次感染が認められた．

文　献

1）西野泰生,板垣朝夫,持田　恭：インフルエンザにおける二峰性発熱の検討.日本醫事新報 3579：43-46, 1992

2）目黒英典，篠崎立彦，中村　健，他：入院患者から見たインフルエンザの動向．インフルエンザワクチン研究会第24回討論会記録，細菌製剤協会，1985

（目黒　英典）

臨床編

5. インフルエンザの検査室診断

　近年新型ウイルス（H5N1）によるインフルエンザの重症化や 1997〜98 年の全国的な A 型インフルエンザ H3N2 の流行による多数の急性脳症・脳炎による小児の死亡の報告および 1998〜99 年の施設内のインフルエンザ流行による老人の死亡などが続いている．また，世界各国で新しい抗インフルエンザ薬の普及がはじまっている．こうした状況のなか，インフルエンザの正確な診断がますます重要となってきている．ウイルス感染症の診断は表 11 に示したごとく臨床診断，疫学情報による推定，実験室診断，病理診断に基づく．ここでは実験室診断を中心にまとめてみたい．

A．インフルエンザウイルスの分離

　患者からのインフルエンザウイルスの分離はインフルエンザ感染の病因診断としてもっとも信頼すべき方法である．欠点は原因ウイルス判明までに時間がかかることである．また分離されたウイルスの型別同定する際，インフルエンザウイルスは流行ごとに激しく HA 蛋白などに変異が生ずるので，同定用抗血清の選択には注意を要する．また血清診断 HI に用いる抗原についても同様である．また，近年，ニワトリ血球を凝集しない A 型ウイルス株が急増している点

表 11　ウイルス感染症の診断

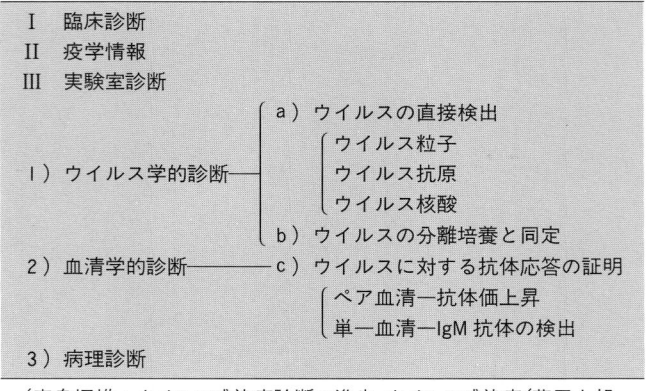

Ⅰ　臨床診断	
Ⅱ　疫学情報	
Ⅲ　実験室診断	
1）ウイルス学的診断	a）ウイルスの直接検出 　　ウイルス粒子 　　ウイルス抗原 　　ウイルス核酸 b）ウイルスの分離培養と同定
2）血清学的診断	c）ウイルスに対する抗体応答の証明 　　ペア血清―抗体価上昇 　　単一血清―IgM 抗体の検出
3）病理診断	

（森島恒雄：ウイルス感染症診断の進歩．ウイルス感染症（茂田士郎，森島恒雄，編），pp. 41-54，医薬ジャーナル社，1997[1]）より）

表12　検体採取のポイント

1. できるだけ発病早期に検体を採取
2. 鼻腔・咽頭スワブ液がよい（しっかり拭う）
3. 分離はできるだけただちに行なう
4. 短期の保存は 4℃（1週間以内） 長期の保存は －70℃（中途半端な凍結保存は感染力をなくす）
5. ウイルス分離，抗原検出，PCR 法に数体採取するとよい
6. 病態に応じて血液，髄液などを採取する
7. 血清診断にはペア血清にする HI 法を用いるが，ともに判定が困難

にも注意が必要．

　用いる臨床検体・臨床材料の採取条件によって，分離の成功率が左右されるので，発病後，可能なかぎり早い時期に患者の咽頭ぬぐい液，うがい液，鼻腔ぬぐいまたは洗浄液を採取する．うがい液はやや分離率が落ちる．咽頭や鼻腔をぬぐった綿棒はただちに細胞培養液または滅菌済ブイヨンに浸してよくチューブ内で洗いおとし，すぐ－80℃に保存するか，または細胞または発育鶏卵にすぐ接種する（後述）．

1．孵化鶏卵法

　インフルエンザの分離に広く利用され，応用範囲の広い方法である．おもに使用されるのは孵化後 10～12 日のもので，① 羊膜腔内に接種して羊水を採取，または ② 漿尿膜腔内に接種して漿尿液を採取したものである（図25）．

2．細胞培養法

　細胞培養法は MDCK 細胞を用いる．咽頭ぬぐい液または鼻腔ぬぐい液を接種し 33～34℃ に 30 分間置き吸着，分離用培地を加えて 33～34℃ で培養し，細胞変性効果（CPE）の出現の有無を観察する．50％以上の細胞に変性がみられたら（CPE）培養液を採取し，インフルエンザウイルスかどうかを市販の抗血清，HI 試験などにより確認する．この時，ウイルスの抗原性の変異について注意が必要である．

B．ウイルス抗原の検出

　臨床材料からのウイルス分離による確定診断は，発病から検査結果がでるまでかなりの時間がかかり，インフルエンザ様症状を呈した患者（とくに重症患者）のベッドサイドでの対応に間に合わないことも多い．特に抗インフルエンザ薬がわが国でもシンメトリルとリレンザの2種類が認可された現状では早期診断は重要である．また，急性脳症では，ヘルペス脳炎やそれ以

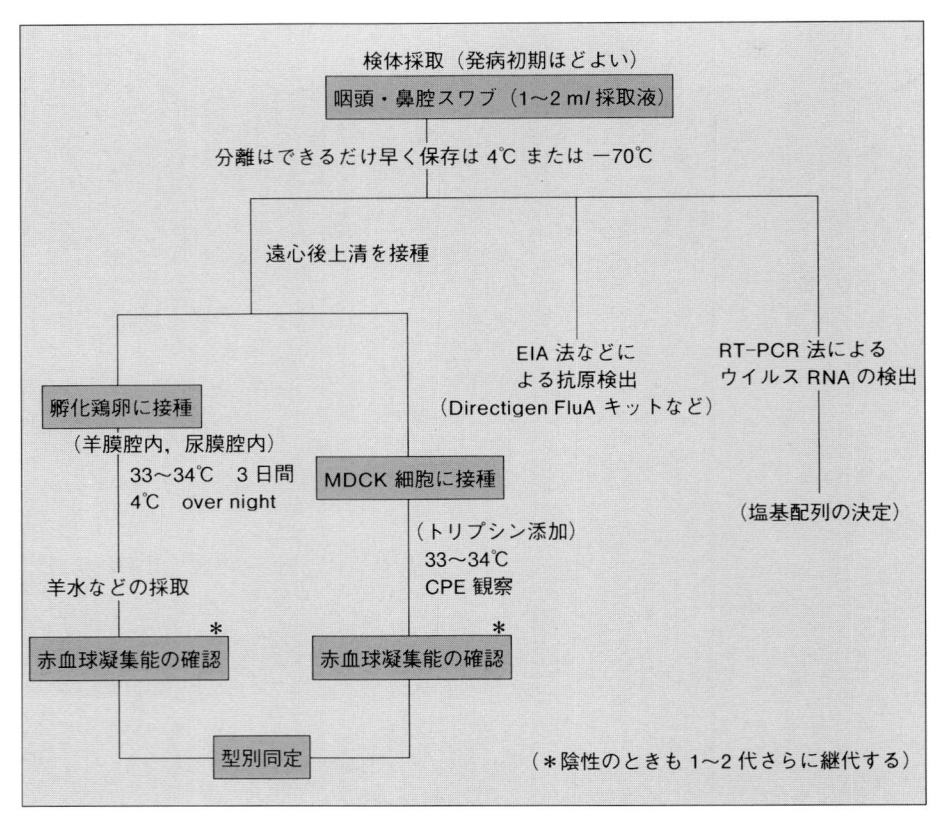

図25 インフルエンザのウイルス学的診断

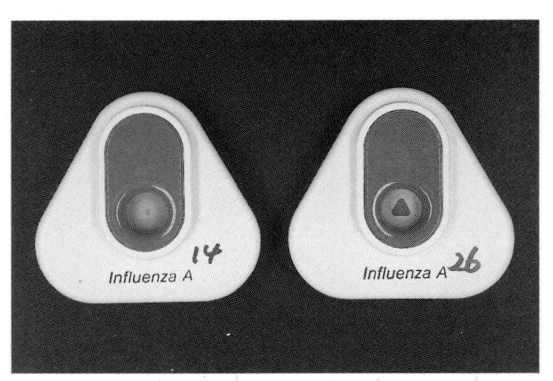

図26 A型インフルエンザ抗体検出キット
（左側陰性コントロール，右側陽性検体．▲のマークが浮き出て陽性を示す）

外のウイルスによる脳炎・脳症との鑑別も治療のうえで必須である[2]．これに対応するため，かぜ様患者の咽頭鼻腔中のウイルス抗原を直接検出する酵素抗体法（EIA）によるインフルエンザの確定診断法がすでに実用化され普及している．BECTON・DICKINSON社のDirectigen FluA

キットは鼻咽頭ぬぐい液を用いた非常に簡便なA型インフルエンザ抗原検出キットであり有用性が確認されている（図26）[3]．ウイルス分離とほぼ同様の検出率を示すため臨床上での応用範囲は広い．

C．PCR法

さらに，インフルエンザの高感度および迅速診断法の一つとして，ポリメラーゼ連鎖反応法（RT-PCR）が開発検討されている．咽頭ぬぐい液による高い検出率はもとより，急性脳症・脳炎，多臓器不全を示す症例などの病因診断や病態診断における微量のウイルスゲノム検出のため用いられている[4]．

D．血清診断

血清診断はインフルエンザの場合，補助的な診断と考えるべきである．診断法としてHI・CF法が用いられるがHIが特異性および感度ですぐれている．血清診断は患者から急性期と回復期のペア血清を採取し，回復期血清におけるウイルス特異的抗体価の上昇を指標として診断する．一般には，標準ウイルス株を用いてHI抗体価，NI（ノイラミニダーゼ阻害）抗体価を測定することにより，原因ウイルスの型，亜型が同定される．近年，わが国でも国際標準に従い，最低希釈×10からの表示とする方式が採用されている．従来の2^nの表示との比較に注意されたい．

A型やB型インフルエンザウイルスに感染すると，同じ株に対する免疫は数年間持続するといわれているが，抗原変異株の感染を防御するほど強いものではない．注意すべき点として，一度A型ウイルスに感染した個体が連続変異株による感染を繰り返し受けた場合，常に第1回目に感染した株に対してもっとも高い抗体を産生することが多い．これは抗原原罪の原理（doctorine of antigenic sin）と呼ばれている現象で，原株と抗原変異株の間の共通抗原に対する既往応答（anamnestic antibody response）に基づく．最近抗原原罪原理にあてはまらない例も報告されているが，血清診断には考慮しておくべき現象である．

E．インフルエンザサーベイランスの利用

疫学情報はインフルエンザのように流行を繰り返し，しかも，いくつかの亜型による流行が重なる場合きわめて有用である．わが国のインフルエンザに対するサーベイランス体制は，全国定点医療機関を原点として，自治体を経由した患者情報と地方衛生研究所によるウイルス分離に基づく病原体情報の2本建てによって行なわれていたが，これら2本のサーベイランス情

報は 1996 年度から国立感染症研究所(旧国立予防衛生研究所)に新設された感染症情報センターで一元的に集計報告させることとなり，効率のよい情報伝達と活用が期待されている[5]．これとは別に，文部省によって集計される，全国の学校における患者数，欠席者数，学級閉鎖数などが各地の流行規模を反映するものとして利用されている．

これらインフルエンザに関する最新情報は厚生省や国立感染症研究所感染症情報センターのホームページで簡単に確認できるのでぜひ活用していきたい．(ホームページは http：//www.mhw.go.jp/topics/influ-j/index.html および http：//idsc.nih.go.jp/index-j.html)

F．病態診断

近年，インフルエンザによる死亡例の報告，特に重症脳炎・脳症の報告が増加している．しかし現在まで，なぜ本症が重症化するのか，その詳細なメカニズムについてはまったく不明である．有効な治療・予防法を確立するためには，病態診断が不可欠である．体内のどの部位でウイルスが増殖しているのか，あるいはいないのかといったウイルスの動態の把握はきわめて重要である．したがって，上述のウイルスの分離，抗原の検出，RT-PCR 法も，単に病因診断のみならず，ウイルスの動態の解析にも用いるべきである．すなわち血液（血球——赤血球，顆粒球，リンパ球，マクロファージ，血清）髄液，骨髄など検体におけるウイルスの検出は，重症化のメカニズムの解析のうえで必須の検査である．

文　献

1) 森島恒雄：ウイルス感染症診断の進歩．ウイルス感染症（茂田士郎，森島恒雄，編），pp. 41-54，医薬ジャーナル社，1997

2) Morishima T：New diagnostic techniques for the management of herpesvirus infections. Herpes 3：5-13, 1996

3) 三田村敬子，他：小児科入院患者から見た A 香港型インフルエンザの流行と迅速診断．感染症学雑誌 72：883-889，1998

4) 森島恒雄，他：1997-98 年におけるインフルエンザ脳症のウイルス学的解析．厚生省予防接種研究班報告書，pp. 142-143，1998

5) 田代眞人：インフルエンザ対策今後の方針．臨床とウイルス 25：230-235，1997

〔森島　恒雄〕

臨床編

6. インフルエンザの一般的療法

　わが国では平成11年度からA型インフルエンザに塩酸アマンタジン（商品名シンメトレル）が使用可能になったが，一般的な対症療法（解熱，鎮咳，脱水防止，細菌二次感染治療）と療養環境整備（安静・臥床・睡眠，栄養摂取，適温・適湿）で自然治癒を期待するものである．

A．療養環境の整備

　インフルエンザは，通常1週間程度で軽快するが，栄養状態が損なわれたり，疲労，睡眠不足などの悪条件が重なる場合には，重症・遷延化する可能性がある．したがって，十分な睡眠と安静確保は，自然治癒にとって欠かせず，また炎症気道病変を悪化，遷延化させる可能性のある，気道の乾燥や刺激を少なくするため，適度な室温（18〜22℃程度）と湿度（60〜70％程度）の保持，また喫煙や粉塵吸入などを回避していく必要がある．さらに食欲減退や高熱による脱水を防止するため，十分な水分と栄養補給に留意する必要もある．

B．対症療法

　典型的なインフルエンザでは，咽頭痛や違和感，くしゃみなどの症状で発症し，やがて悪寒，頭痛，発熱，咳そうなどが出現，極期には高熱，咳そう，筋肉痛，関節痛，下痢や腹痛などさまざまな症状が認められる．しかし，これらすべての症状に薬物療法が必要なのではなく，患者の病態や全身状況に応じ対処すべきである．

1．発熱/頭痛/関節痛

　気道粘膜にウイルスが感染し増殖が始まると，細胞性あるいは液性免疫反応が作動する第一歩として，さまざまなインターロイキンが産生され，その作用によって発熱する．したがって発熱は，感染ウイルスを排除するうえで合目的な反応である．しかし39℃から40℃を超す高熱を放置することは，体力を消耗，脱水を引き起こし好ましくないため，解熱薬により軽減することが望ましい．解熱薬には多種類があるが，スルピリンは造血障害，アスピリンはReye症候群，メフェナム酸は無顆粒球症や血小板減少性紫斑病などとの関連性が指摘されているため，

B．対症療法

表13 インフルエ

種　類		薬剤名	一般商品名
1．解熱/鎮痛薬			
		アセトアミノフェン（非ピリン系）	アンヒバ（座薬 100，200 mg） アルピニー（座薬 50，100，200 mg）
		イブプロフェン（プロピオン酸）	ブルフェン（錠剤 100，200 mg，顆粒 200 mg/g） ユニプロン（座薬 50，100 mg）
		ジクロフェナクナトリウム（アリール酢酸）	ボルタレン（座薬 12.5，25，50 mg，錠剤 25 mg）
		メフェナム酸（フェナム酸）	ポンタール sy 32.5 mg/ml gr 98.5%，散 50% cap 125，250 mg
2．抗ヒスタミン薬			
		クレマスチン（エタノールアミン系）	タベジール
		ジプロヘプタジン（ピペリジンイ系）	ペリアクチン
3．鎮咳薬			
	麻薬性	コデイン	リン酸コデイン
	非麻薬性	ヒベンズ酸チペピジン	アスベリン
4．喀痰溶融薬		塩酸ブロムヘキシン	ビソルボン
		塩化リゾチーム	レフトーゼ/ノイチーム
5．抗生物質			
	広域ペニシリン	アンピシリン（ABPC）	ビクシリン
		アモキシリン（AMPC）	サワシリン/パセトシン
	セフェム系	セファクロル（CCL）	ケフラール
		セフジニール（CFDN）	セフゾン
	マクロライド系	クラリスロマイシン（CAM）	クラリス/クラリシッド
	テトラサイクリン系	塩酸ミノサイクリン（MINO）	ミノマイシン
	ニューキノロン系	ノルフロキサシン（NFLX）	バクシダール
	ペプチド系	塩酸バンコマイシン（VCM）	塩酸バンコマイシン（注射剤）

小児などでは，アセトアミノフェンやイブプロフェンが第1選択薬としてあげられる．

　高度な脱水がある場合には，発汗作用が阻害されているため，解熱薬を使用しても十分な効果が得られないことがある．このような場合には，まず輸液や水分補給により脱水症状を是正もしなければならない．また気化熱を奪い体温を下げるため冷罨法を施すことも有効な一般療法である．

2．気道症状

　発病初期の水様鼻汁などのカタル症状には抗ヒスタミン薬が有効であるが，膿性鼻汁や喀痰

ンザの薬物療法

乳 児	幼 児	学 童	成 人	副 作 用
座薬 50 mg/回 2 回/日	100〜200 mg/回　2 回/日		経口 900〜1500 mg/日	顆粒球/血小板減少
	200 mg/日	300〜500 mg/日	600 mg/日	発疹，まれに再生不良性貧血
	座薬 3〜6 mg/kg 回　2 回/日まで			
	0.5〜1.0 mg/kg　2 回/日まで		75〜100 mg/日	胃腸障害，過敏症状
	6.5 mg/kg/回　3 回/日まで　初回 500 mg　6 時間ごと 250 mg 追加			造血障害，過敏症状
0.1〜0.4 mg/日	0.5〜0.7 mg/日	1〜1.5 mg/日	2 mg/日	ねむけ，倦怠感，口渇
2〜3 mg/日	4〜6 mg/日	6〜8 mg/日	4〜12 mg/日	ねむけ，倦怠感，口渇
6〜10 mg/日	20〜25 mg/日	30〜45 mg/日	60 mg/日	便秘，ねむけ，悪心，頻脈，呼吸抑制
10 mg/日	20〜40 mg/日	40〜80 mg/日	120 mg/日	食欲低下，目眩，眠気，着色尿
1〜3 mg/日	3〜5 mg/日	5〜10 mg/日	12 mg/日	食欲不振，悪心
15〜30 mg/日	30〜40 mg/日	40〜60 mg/日	60〜240 mg/日	卵白アレルギーには禁忌
	25〜50 mg/kg/日		1〜3 g/日	ペニシリンアレルギー，発疹
	20〜40 mg/kg/日		100〜1000 mg/日	ペニシリンアレルギー，偽膜性大腸炎
	20〜40 mg/kg/日		750 mg/日	薬剤過敏症
	9〜18 mg/kg/日		300 mg/日	薬剤過敏症，肝/腎障害，顆粒球減少
	10〜15 mg/kg/日		400 mg/日	発疹，好酸球増多，肝障害
	2〜4 mg/kg/日		150〜200 mg/日	乳幼児の歯芽への沈着
	6〜12 mg/kg/日		300〜600 mg/日	鎮痛薬との併用でけいれん
	40 mg/kg/日		2 g/日	過敏症，好酸球増多，腎障害

分泌が増加する回復期には，鼻汁，喀痰の粘ちょう性を高め気道粘膜を乾燥させ喀痰排出を困難にするため使用すべきではない．

病初期から極期にかけての刺激性の乾性咳そうには咳そう中枢抑制作用のあるリン酸コデインが有効である．回復期の湿性咳そうには喀痰溶融薬などを使用し喀痰が排出しやすくする必要がある．

3．消化器症状

小児では初期の発熱時などに腹痛，嘔気/嘔吐，下痢などの消化器症状を認めることがあるの

で，症状に応じて鎮痛，制吐，止痢薬などを使用しなければならない場合もある．また強い食欲不振や脱水状態にある患者には，輸液が必要となる場合もある．

4．神経症状

高熱により熱性けいれんを起こす場合がある．インフルエンザでは病初期から急激にけいれん，意識障害などの症状を呈し脳炎や脳症の状態に陥る例があるため，けいれんを認めた場合，熱性けいれんと即断せず，常に脳炎や脳症の可能性を念頭におき，発熱，食欲，意識状態などに注意が必要である．

5．合併症の治療

乳幼児や高齢者，慢性呼吸器疾患，慢性腎疾患，慢性心疾患，糖尿病，免疫不全状態にある患者ではウイルスの直接侵襲による肺炎ばかりでなく，ブドウ球菌，インフルエンザ菌，肺炎球菌，連鎖球菌などによる肺炎を併発しやすい．化学療法はすべてのインフルエンザ患者に必須の治療方法ではないが，39〜40℃以上の発熱が3日間以上持続し，全身状態が改善しない場合には，検血，赤沈，CRP，マイコプラズマ抗体の測定，胸部X-P撮影などの検査を行ない，白血球増加，核左方移動，CRP上昇，赤沈値の亢進などの所見がある場合には，X-P写真で肺炎の所見が認められなくても肺炎の存在を考え，ただちに広域ペニシリンやセフェム系の抗菌スペクトラムの広い抗生物質を選択し化学療法を開始すべきである(表13)．

文　献

1) 加地正郎：インフルエンザとかぜ症候群，南山堂，1997
2) 水島　裕，宮本昭正：今日の治療薬（解説と便覧），南江堂，1997
3) 武内可尚：インフルエンザとインフルエンザ様疾患．小児科臨床 54(4)：769-778，1991

（山中　樹）

臨床編

7. インフルエンザの漢方療法

A. インフルエンザと"かぜ"の概念

　多くの日本人は一般的に，インフルエンザ（flu）は"かぜ"の西洋医学的病名の一つ，と捉えている．またかぜ症候群は，おもにウイルス性の急性上気道炎を意味し，医師，あるいは患者をも含め，"かぜ"の単なる医学用語と認識している．しかし英語のfluとcommon coldはニュアンスが異なり，fluはcommon coldに比べ，重症度が高く，予後も悪い，という意味が明確に含まれる．日本では"かぜ"という語に，重症度が低く，予後も良い，という意味あいが存在するために，"かぜ"，あるいはかぜ症候群に含まれるfluは軽症で良性の疾患である，と考えられることが多い．fluは重症度も予後も悪い疾患ではないことが多く，また"かぜ"，あるいはかぜ症候群の代表的疾患でありながら，"かぜ"とは一線を画しているのではないか，と執筆者の一人，武内は考えており，筆者も賛同するところである．

　"かぜ"の定義に対する疑問は，日本伝統医学（漢方医学）の"かぜ"の考え方に端を発する．病気の原因のわからなかった時代に，"かぜ"の治療にあたった漢方医の，"かぜ"に対する考え方は3通りあったと伝えられる[1]．一つは"かぜ"を急性熱性疾患である傷寒，あるいはそれよりも軽症型の中風とみなし，"傷寒論"に記載されている方剤（処方）（例；葛根湯）を運用するという考え方である．傷寒は現代でいう腸チフスの病態がモデルと考えられており，それよりも一般には軽症である中風は，fluの病態にもよくあてはまる．

　"かぜ"は風邪（ふうじゃ）とも表わされ，言葉の意味からは風の性質を持つ悪魔，すなわち冷たい風の吹く季節に流行する，あるいは冷たい風にあてると悪化する，という意味を持つとも考えられる．まさしくfluは風邪といえる．"傷寒論"をバイブルとする漢方医学は古方と呼ばれ，現在の日本伝統医学の主流であり，その方剤は保険適応漢方エキス製剤としてもよく用いられる．

　別派の漢方医は"かぜ"は傷寒とは異なる病態と考え，"傷寒論"とは別の方剤を用いなければならないと主張した．ライノウイルスによる鼻かぜは，この考え方に一致する病態と考えられる．現在でも保険適応漢方エキス製剤でよく用いられる香蘇散は，この考え方からの代表的方剤である．"かぜ"を表わし，風邪とは別表現の感冒は，むりやり押しのけて入ってくるのを（冒　おかす），何となく，うっすらと感じる，という意味で，"かぜ"の語感に一致する．

　さらに現代中国伝統医学（中医学）では，清代に確立した温病学説が，インフルエンザ治療の，考え方での主流である．日本では保険適応漢方エキス製剤としては使用できない銀翹散は

(温病学説の代表的方剤)現代中国ではもっとも有名で，愛用されるかぜ薬である．中医学では6つの邪(六淫；風，寒，暑，湿，燥，火)のなかで，風をとくに重視しており，風の性質として，①迅速で変化が早い，②流動性が大きい，③どこにでも入り込める，④拡散する，⑤その他の邪ともよく合併するが，たえず主役になろうとする，などをあげている．これらのことから中医学では，風邪は常に軽症で良性であるとは考えていない．なお中風という語は，①②⑤などの性質から，後世には脳血管障害を意味するようにもなり，注意を要する．

"かぜ"のなかには消化器症状(下痢，腹痛，嘔気，嘔吐など)が主症状のものも，一般には含まれており(ロタウイルスによる急性胃腸炎などは，冬期に流行し，冷やすことで悪化する風邪である)，おもにウイルス性の急性上気道感染症を意味するかぜ症候群とはぴったりとは一致しない．漢方医学では，消化器症状を裏に入る(内臓に侵入する)病態と考え，"かぜ"としてなんら矛盾しない．"かぜ"という語は，漢方医学的解釈に基づく概念で，しかも傷寒論とは異なる立場をとる考え方が，現代に引き継がれたものと考えられる．これらのことから中風と考えられるfluと，"かぜ"，およびかぜ症候群には，微妙なニュアンスの違いがあることが理解できる．

B. 漢方医学的診断方法

病気の診断は現代では，①主症状の発現とその経過，②身体的所見，③さまざまな検査結果，④治療とそれによる①②③の変化，によって確定される．漢方医学では②にその時の身体的所見のみならず，遺伝学的傾向，年齢，生育歴，および環境因子などを重ねあわせ，さらに①と②を膨大な臨床学的知見によって照らしあわせ，分類し，"証"を決める．"証"によって方剤が決まる．したがって薬の効果が無かったということは，"証"のとりかたが間違っていたことになる．このことは④は必ず①②に正確にフィードバックされて完結しなければならない，ということを意味する．中医学では伝統的な思想，あるいは世界観(陰陽・五行学説)に裏打ちされた弁証法(診断法)があり，現代西洋医学を学んだ者にとっては，その習得に苦労するところである．中国から輸入され，日本で独自に発展した伝統医学(漢方医学)は，中国思想を巧みに換骨奪胎しながらも，実証に基づいた論理性を重視していると考えられる．

fluを良性の急性熱性疾患，いわゆる中風として考えていくこととする．傷寒論では主症状の発現とその経過(表裏，陰陽などで表わされる)による病期分類，およびその時の身体的所見のみならず，遺伝学的傾向，年齢，生育歴，および環境因子などを重ねあわせたものによる分類(虚実，寒熱などで表わされる)の2方向から，証が決められる．前者からは，急性熱性疾患は表から裏に(表面から内臓に)，陽から陰に(生体反応が活発から不活発に)進行すると考えられ，病期の進行にともなって，太陽病，少陽病，陽明病，太陰病，少陰病，厥陰病に分けられる．また後者は身体的所見から，その時点での虚実(その時の，その年齢の，身体の全体的な充実度)，あるいは遺伝学的傾向，生育歴，および環境的見地からの虚実(既往歴からみた身体の全体的な充実度)で分けられる．もう一つは，その時点での，その年齢の寒熱(例；高

熱は出ているが，老人で，悪寒が強い），あるいは遺伝学的傾向，生育歴，および環境的見地からの寒熱（例；生まれつき冷え症）などによっても細かく分類される．さらに漢方医学的診察法による所見を加味し（腹診が重視される），なになにという方剤が有効である証（例；葛根湯証）とするのである．

C．インフルエンザの漢方療法

　古方（傷寒論）の考え方を中心に，方剤を考えることとする．太陽病期（表）で，実証，および熱証の患者（fluの初期）に用いられる代表的方剤は葛根湯であり，太陽病期（表）で，虚証，および熱証の患者には桂枝湯を用いる．具体的には，高熱はあるが，汗をかかず，健康時には胃腸障害をおこしにくい患者は葛根湯証であり，ダラダラとした発汗を認め，健康時に腹痛，下痢などの胃腸障害を起こしやすい患者は桂枝湯証である．葛根湯は構成生薬の麻黄，桂枝，および生姜に，桂枝湯は桂枝，および生姜に，辛温解表（発表）作用（温めて，外に追い出す）が共にある．このことはflu初期の発熱時に，鎮痛解熱剤のアスピリンやアセトアミノフェンを用いて解熱を図る，西洋医学とは逆の治療方向といえる．インフルエンザウイルス感染の発熱は，インターフェロン（IFN）が誘導され，インターロイキン-1α（IL-1α）が分泌され，視床下部に作用し，シクロオキシゲネース（COX）活性が上昇し，プロスタグランディンE_2（PGE_2）が産生されて体温が上昇する．アスピリンはCOXを阻害し，PGE_2産生を抑制し，解熱作用を表わす．

　白木らは，葛根湯はIFN誘導後，IL-1αが分泌される段階で作用し，IL-1α産生抑制によって解熱作用を表わし，ウイルス量には影響しないことを，動物実験で証明した（図27）．

　葛根湯を用いたインフルエンザウイルス感染・動物実験では，肺の病理組織像および実験動物の死亡率にも改善が認められ，これも葛根湯のIL-1α過剰産生抑制による効果と考えられた[2,3]．別稿で述べられる抗ウイルス剤（アマンタジン，リマンタジン，あるいはノイラミニダー

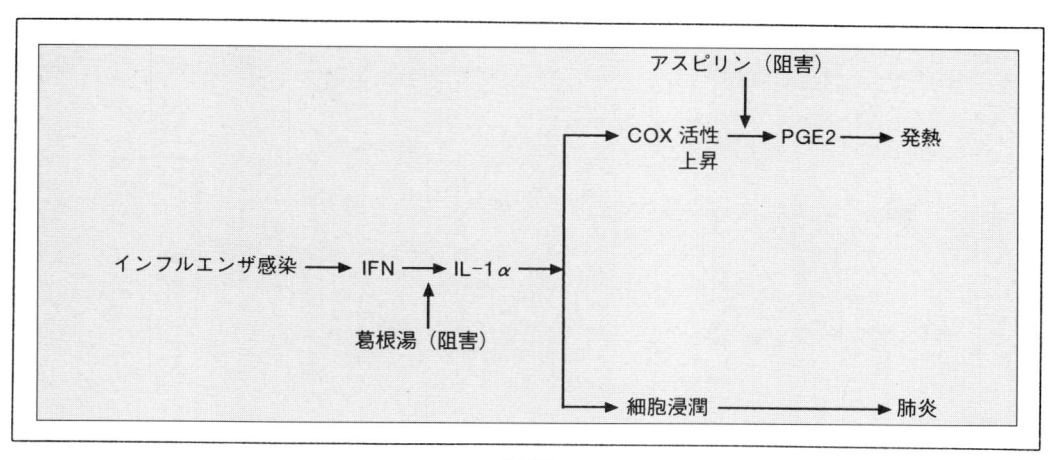

図27

ゼ阻害剤など)と葛根湯の併用が，より効果的と考えられる．生体反応の弱い虚証はIL-1α過剰産生は起こりにくいので，桂枝湯を用いることも理解できる．葛根湯は"かぜ"の代表的方剤として比較的安易に使用されるが，構成生薬の麻黄の主成分であるエフェドリンは胃腸障害を起こしやすく，不整脈や高血圧を悪化させたり，また排尿障害を起こすこともあり，高齢者(虚証のことが多い)では注意が必要である．

　経過が発熱と下熱を繰り返し(往来寒熱)(少陽病になったと考える)，口の苦みを感じ，季肋下に抵抗がある(胸脇苦満)場合には，柴胡剤の適応となる．小柴胡湯にはIFN投与による発熱に対し，動物実験で解熱効果が認められている[4]．また構成成分の柴胡，および黄芩には解熱，抗インフルエンザウイルス作用などが証明されている[5]．小柴胡湯と桂枝湯の合剤である柴胡桂枝湯が，比較的使用しやすい．柴胡剤では間質性肺炎や膀胱刺激症状などの副作用が報告されており，注意を要する．さらに下熱はしたものの，熱感がとれず，疲労感が感じられ，食欲低下が認められる場合には，補中益気湯の適応となる．これも柴胡が含まれており，広い意味では柴胡剤であるが，人参，および黄耆(補養薬；これらを含む方剤は，参耆剤と呼ばれる)も含まれており，足りないものを補う方剤となっている．

　平成10年から平成11年にかけて流行したインフルエンザは多くの高齢者が罹患し，重症化し問題となった．高齢者は全体的に虚弱なことが多く，インフルエンザに罹患しても微熱程度で熱感がなく，手足が冷えて悪寒が強く，全身倦怠感を訴える症例も多い(少陰病と考える)．陰に転じた場合には附子剤の適応となり，麻黄附子細辛湯がよく用いられる．附子はカラトリカブトの側根より作られ，温める作用が強く，また鎮痛，消炎作用，あるいは強心作用もある．しかしこの方剤にも麻黄が含まれており(麻黄剤)麻黄に関して，葛根湯と同じ注意が必要である(麻黄量は葛根湯よりも多い)．

　下熱はしたものの全身倦怠感が残り，咳嗽が長く続き，喀痰排泄量が多い症例もよく経験する(インフルエンザウイルスにより急性気管支炎となった)．寒が少ない場合には竹茹温胆湯を用いる．寒がある場合，胃腸が丈夫な患者には小青竜湯(麻黄剤)を用い，胃腸虚弱の患者は苓甘姜味辛夏仁湯を用いる．咳嗽が長引き，喀痰が粘稠でむしろ排泄量が少ない，あるいは喀痰排出困難のある場合には麦門冬湯を用いる．麦門冬湯はとくに高齢者の，長引く咳嗽に有用と考えられる．

　これまで述べた方剤はすべて保険適応漢方エキス製剤であり，使用しやすい．筆者の共同研究者の一人は，漢方煎じ薬による数多くのインフルエンザ治療の経験から，とくに高齢者では，インフルエンザによる高熱，食欲不振，全身倦怠感などから，脱水症を起こしやすいことを報告した．温病学説では温病の病初期には悪寒が少なく，口渇が特徴的である(傷寒は病初期には悪寒があり，解熱まで口渇はない)．また温病は熱が高いことにより，容易に陰液を損傷する(脱水症を起こす)[6]．銀翹散(金銀花8.0，連翹6.0，蘆根・牛蒡子各5.0，荊芥・淡豆鼓・桔梗各4.0，薄荷・竹葉・甘草各3.0)は生薬10種類のうち7種に，清熱，あるいは辛涼作用(冷やす作用)が認められ，冷やすことにより，脱水症を予防していると考えられる．温病の方剤も，今後試みるべきと思われる．また症状の激しい急性症の用いる方剤に大青竜湯(麻黄6.0，杏仁5.0，桂枝・生姜・大棗・甘草各3.0，石膏10.0)がある．これは傷寒論，金匱要略の方剤

であり，葛根湯とは，7つの生薬のうち5つが同じであるが（麻黄，桂枝，生姜，大棗，甘草），石膏が注目される．麻黄，桂枝，および生姜は前述したように辛温解表剤だが，石膏は清熱瀉火薬であり，強力な解熱，鎮静，および消炎作用を有し，ひどい口渇が軽減される．このことは温病で，冷やすことによって，脱水症を予防することと共通点があり，興味深い．実際の使用にあたっては，麻黄量が多いため，どの年齢においても細心の注意が必要で，最近では使用されることは少ない．

　病期や，個々の体のさまざまな傾向で使い分けできる漢方薬は，インフルエンザ治療でも，とくに高齢者にも，比較的安心して投与できるものが選べ，もっと試されるべきと考えられる．

　漢方製剤は保険適応のあるエキス顆粒が服用しやすい．一般に成人で1日3回（3包/day）食前，または食間に服用する．胃のもたれが認められる場合には，食後の服用でもよい．

文　献

1）花輪壽彦：漢方診療のレッスン，金原出版，1995

2）Kurokawa M, Kumeda CA, Imakita M : Cascade of fever induction in influenza infection. J Med Virol 50 : 152-158, 1996

3）Kurokawa M, Imakita M, Kumeda CA, Yukawa TA and Shiraki K : Kakkon-to suppressed interleukin-1 α production responsive to interferon and alleviated influenza infection in mice. J Traditional Med 13 : 201-209, 1996

4）加地正郎，柏木征三郎，白木公康，本間行彦：感冒，インフルエンザの治療，漢方医学，19：341-349，1995

5）中山医学院，編（神戸中医学研究所，訳編）：漢薬の臨床応用，医歯薬出版，1979

6）張　瓏英：新編・中医学基礎編，源草社，1997

（玉田　耕一）

臨床編

8. 抗インフルエンザウイルス薬
―― アマンタジン（シンメトレル®）――

　アマンタジンは，パーキンソン病と脳梗塞の後遺症の治療に広く使用されてきたが，A型インフルエンザ感染症への適応拡大も承認された．アマンタジンは，新型インフルエンザ対策上は，予防，治療に，重要な役割を有するが，毎年のインフルエンザの流行では，ワクチンの補助的な役割が期待される．A型インフルエンザ感染症の適応が認められたが，アマンタジンの有効性，副作用，耐性ウイルスの問題などを理解したうえで，乱用を防ぎ，適切に使用する必要がある．

A．アマンタジンの投与法

　アマンタジンは1960年代に，当初，抗ウイルス薬として開発された．A型インフルエンザに有効で，B型には無効である．ウイルス粒子を直接不活化する作用はなく，ウイルスの細胞への吸着も阻害しないが，感染細胞内でのウイルスのuncoatingを抑制する[1]．

　投与量の基準は，予防，治療ともに，小児では，5 mg/kg，分2，12時間ごと，最高で150 mg/day，成人では，100〜200 mg/day，分2，12時間ごと，最高で200 mg/dayである．高齢者では，1.4 mg/kg，分2，12時間ごと，最高で100 mg/dayが適切である．重大な副作用はまれであるが，高率に（5〜33%），不安，不眠などの神経症状，食欲低下，嘔気などの消化器症状が認められる．治療に使用すると高頻度に，耐性ウイルスが出現し，ヒトからヒトに感染することが証明されている[1]．

B．アマンタジンによる予防

　アマンタジンは，発病予防効果はワクチンと同等で，70〜90%と報告されている．内服開始後，24時間以内に有効血中濃度に達する．日本では，乱用を防ぐ意味から，予防内服は，老人ホーム，慢性疾患施設など，院内流行のリスクが高く，一方，副作用の管理，監視可能な施設内に限るべきである．このような施設では，インフルエンザ流行前に，全員のワクチンの接種が必要である．アマンタジンは効果の発現がワクチン接種に較べてきわめて早いので，ワクチン接種前に，流行が起きた時は，ただちにワクチン接種を開始して，ワクチン効果が出る1〜2

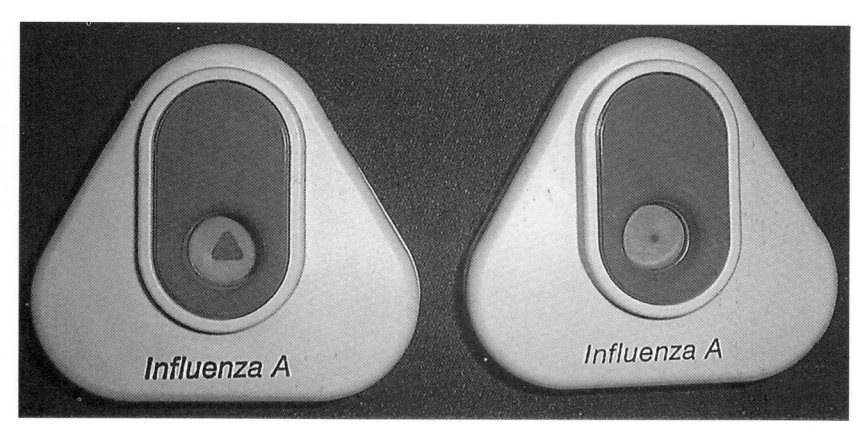

図28 A型インフルエンザ迅速診断キット（Directigen Flu A, 日本ベクトン・ディッキンソン）
咽頭拭い液または鼻汁を検体として，10分で結果が得られる．左が陽性，右が陰性．

週間，アマンタジン内服を続けることが奨められる[2]．アレルギーなどの問題があり，ワクチン接種ができなかった患者には，ワクチンの代用として，アマンタジン内服を6〜8週続けることが有効である．ワクチン接種をしても流行ウイルスが大幅に抗原変異して，十分な効果が望めないときは，ワクチン接種に加えて，全員にアマンタジンの内服が必要となる場合も考えられる[2]．

C．アマンタジンによる治療

アマンタジンを治療に用いる場合，健康成人では発病後48時間以内に投与すると軽症化の効果がある．日本では，すでに1970年に，北本らにより治療的投与の有効性が報告された[3]．しかし，細菌感染症に対する抗生物質の使用とは異なり，24時間以内の解熱が得られることは少ない．あくまで，placebo投与群と比較して，発熱期間が1〜2日短縮される効果にすぎない．一方，治療に使用すると，短期間に耐性のインフルエンザが出現することが指摘されている[4]．したがって，外来患者に，安易に「かぜ薬」として処方することは厳に慎まなければならない．治療目的の使用は原則的に重症例に限り，耐性の発現を防止するために，投薬する場合は3〜5日間に限定すべきである．

アマンタジンの治療使用には，A型インフルエンザを臨床の場で，短時間で診断する必要がある．日本でも，咽頭拭い液あるいは鼻汁から，A型インフルエンザ抗原を酵素抗体法により検出する迅速診断キットが発売されている（図28）．本キットでは，10分で診断が可能で，感度もウイルス分離に匹敵する[5]．

D．新型インフルエンザ対策とアマンタジン

欧米各国では，新型インフルエンザ対策として，アマンタジンの使用が計画されている．新

型インフルエンザは，すべてA型インフルエンザであり，したがってアマンタジンは，原則として新型インフルエンザに有効である．アマンタジンは，予防的に使用するのが有効であり，新型インフルエンザ用のワクチンが十分に供給されるまでの，数ヵ月間，医師など社会を維持するために重要な職業群や，高齢者，ハイリスク群を中心に，予防的に使用することが考えられてきた．

しかし，香港のH5N1インフルエンザでは死亡率が高く，インフルエンザ様疾患の入院患者には，入院時に，A型インフルエンザの迅速診断を実施して，A型インフルエンザが確認された場合は，全例にアマンタジンが開始された．一方，予防的な使用は，アマンタジンの供給量が十分でないことと，副作用の問題から大幅に制限された．この経験から，万一，死亡率の高い，強毒の新型インフルエンザが発生した場合は，アマンタジンは，第一に，治療薬として広く使用する必要性が示唆された．

まとめ

日本も，早急に，高齢者やハイリスク群のワクチン接種を積極的に進めていく必要がある．その場合，アマンタジンには，ワクチンの補助的な役割が期待される．アマンタジンのA型インフルエンザ感染症の適応が認可されたが，その有用性を生かすには，副作用防止の徹底，迅速診断の普及，耐性ウイルスの監視などを実施することが前提となる．

文 献

1) Tominack RL, Hayden FG : Rimantadine hydrochloride and amantadine hydrochloride use in influenza A virus infection. Infect Dis Clin N Am 1 : 459-478, 1987

2) Prevention and control of influenza : Recommendations of the Advisory Committee on Immunization Practices (ACIP). MMWR, 1997

3) 北本 治：インフルエンザの化学療法，インフルエンザA2香港型のアマンタジン治療．日医報 2396：15-20, 1970

4) Hayden FG, Hay AJ : Emergence and transmission of influenza A viruses resistant to amantadine and rimantadine. Curr Top Microbiol Immunol 176 : 119-130, 1992

5) 三田村敬子，菅谷憲夫，韮沢真理，高橋浩治，清水英明，平位芳江：小児科入院患者から見たA香港型インフルエンザの流行と迅速診断．感染症誌 72：883-889, 1998

〈菅谷 憲夫〉

臨床編

9. インフルエンザと肺炎

インフルエンザウイルスは小児から高齢者までのあらゆる年齢層に感染発症し,その流行時に人々の死亡率が高くなる現象は超過死亡と呼ばれている[1].インフルエンザウイルスは呼吸器病原性が強いウイルスの代表で,肺炎を発症するとたとえ健康成人であっても重症化をみる.最近の研究からウイルスと細菌との病原性のかかわりについて明らかになり,インフルエンザ重症化のメカニズムが解明されつつある.現在,インフルエンザ肺炎をインフルエンザウイルスによる純粋のウイルス性肺炎,ウイルスと細菌が同時感染・増殖する混合感染型肺炎あるいはウイルス感染軽快後に発症する二次性細菌性肺炎の3型に分類することができる.重症化した肺炎の救命には早期の適切な診断と治療が求められる.ここでは,それぞれの肺炎病型の臨床上の特徴と診断のポイントおよび治療における注意点などを中心に述べる.

A. インフルエンザ肺炎の発症メカニズム

一般に,インフルエンザに限らず「かぜ症候群」の原因ウイルスの感染後にヒトの上気道粘膜上皮細胞への細菌付着は容易になると考えられている[2].また,一方では細菌の存在がウイルス感染を容易にするメカニズムも明らかとなってきた.すなわち,インフルエンザウイルスの上皮細胞への侵入過程では,ウイルス表面構造の赤血球凝集素(HA)がまず細胞膜のレセプターに吸着してエンドサイトーシスで細胞内へウイルスが取り込まれる.この際に重要なことは,通常でのインフルエンザウイルスはHAが膜融合活性を持たない前駆体として合成されるのでそのままでは感染力を持たないのであるが,プロテアーゼの存在でHAが解裂を受けると膜融合活性を発現できるようになる.これまでの研究から上気道への親和性の高い種々の細菌類がプロテアーゼを含む生理活性物質を産生することが知られている.田代ら[3]の研究から,ラット気管支のクララ細胞から分泌されるトリプターゼ・クララには肺におけるインフルエンザウイルスの活性化作用があり,また黄色ブドウ球菌の70%がHAを解裂活性化するプロテアーゼ産生株であることが明らかとなった.また,前田ら[4]は家ダニの出す外来性プロテアーゼが宿主のプラスミノーゲンやプレカリクレインの活性化によってウイルス増殖を促進することを示し,さらにはインフルエンザウイルスマウス肺炎モデルでの検討から肺炎病態の変化はウイルス量とは無関係にスーパーオキサイド生成系の活性化と密接に関連することを見いだし報告した.Scheiblauerら[5]によれば,インフルエンザ菌や緑膿菌をインフルエンザウイルスとともにマウス肺に混合感染させた場合,おのおのの単独感染時に比べてウイルスの増殖活性が増強する.

表14 インフルエンザ肺炎の病型分類と特徴

		純ウイルス型肺炎	細菌混合型肺炎	二次性細菌性肺炎
臨床経過		高熱，筋肉痛，全身倦怠感に続いて咳，呼吸困難の進行，痰は少量で透明〜白色	高熱，筋肉痛，全身倦怠感に続いて咳，痰の増加，呼吸困難出現，痰は黄色〜緑色	高熱，全身倦怠感が軽快後数日〜1週間後に再発熱，咳，膿性痰（緑色，錆色），呼吸困難出現
喀痰	炎症細胞診（パパニコロウ染色）	脱落線毛上皮細胞　＋〜＋＋ マクロファージ　＋〜＋＋ 好中球　±〜＋	脱落線毛上皮細胞　±〜＋ マクロファージ　±〜＋ 好中球　＋〜＋＋	脱落線毛上皮細胞　−〜± マクロファージ　−〜± 好中球　＋＋＋
	細菌（グラム染色）	−〜＋	＋＋〜＋＋＋	＋＋＋
	細菌培養	常在細菌	病原細菌	病原細菌
ウイルス分離		＋	＋	−
胸部X線所見		一般に両側性に線状網状影，スリガラス様陰影などの間質性肺炎像を呈することが多い．	浸潤影が中心，一部に間質性陰影の増強をみることあり．	浸潤影
抗菌化学療法効果		−〜±	±〜＋	＋

（永武　毅：インフルエンザ肺炎．インフルエンザ肺炎の病型分類とその臨床―純ウイルス型，細菌混合型および二次性細菌感染型―．日本臨牀 55：2687-2692，1997[7)]を一部改変）

　これらの事実から，細菌の持つIgAプロテアーゼは細菌そのものの増殖に有利なように生体の局所免疫抑制に働く以外に，インフルエンザウイルスのHAの解裂活性化を介してウイルスの増殖増強作用を有するものと考えられる．以上のことからインフルエンザにともなう肺炎発症は次の3つに大きく分けられる．

　①インフルエンザウイルスの活性化・増殖能が高まることによっての純ウイルス型肺炎．宿主や細菌などのプロテアーゼ分泌が大きく関与していると考えられる．

　②インフルエンザウイルスの活性化・増殖に病原細菌の存在が病初期から深く関与して発症するものでウイルスと病原細菌が同時に検出される細菌混合型肺炎．

　③インフルエンザによる症状の軽快後に細菌性肺炎を発症するもので，いわゆる二次性細菌性肺炎と呼ばれる．

　これらの肺炎発症メカニズムからのインフルエンザ肺炎の分類（表14）は後の治療とのかかわりから重要な意味を持つことになる[6,7)]．

B．インフルエンザ肺炎の病型分類，診断と治療

1．純ウイルス型肺炎

1）臨床像の特徴

　高熱，全身倦怠感，筋肉痛，関節痛などに加えて，咽頭痛，激しい咳，呼吸困難の進行など全身症状の急激な悪化がみられる．痰はほとんどないかあっても少量のことが多く，色は透明から白色またはわずかに黄色成分を混ずる程度である．口腔内をうがいさせた後で咳とともに

喀出させた痰を検体として炎症細胞の種類と病原細菌の有無を調べる．細胞の種類では激しい咳を反映して脱落線毛上皮細胞，急性炎症細胞反応を示すマクロファージに少数の好中球の出現をみることが多い．喀痰グラム染色で有意な病原細菌の増加を認めないことが本症を強く疑う根拠となる．良質の痰が得られない場合も，咽頭所見をよく観察するとともに咽頭ぬぐい液でのウイルス分離，細菌培養を必ず行なう．ウイルス分離に成功するか，ペア血清による抗体価上昇をもってインフルエンザ感染が証明され，かつ病原細菌の増殖をともなうものでないことが明らかとなってはじめて純ウイルス肺炎と診断する．理学的所見では咽頭粘膜の発赤，聴診では両側性に乾性，湿性ラ音をみる．本症ではほとんどの症例で病初期から著明な低酸素血症をみるので，心肺に基礎疾患を有する患者では特に呼吸管理を常に考慮する．末梢血炎症反応ではCRPは陽性で，赤沈も亢進するが，WBC数は病初期むしろ減少し，一般に経過を通じて増加をみることが少ない点に特徴がある．

2）胸部X線像と肺組織

　一般的に両側性に線状網状影，スリガラス様陰影など間質性肺炎像を呈することが多い．肺気腫，気管支拡張症，肺癌など換気に不均等部分がみられる場合には換気が行なわれている健常肺に病像が強い点にも特徴がある．肺生検や病理解剖による組織診によれば広範な出血像と肺胞腔内へのhialine膜様物質をみるが，炎症細胞には乏しい．

3）治療

　抗ウイルス薬としてのアマンタジン（シンメトリル®）が認可され発症48時間以内の使用での症状軽減効果が期待されているが，すでに肺炎にまで症状進展している症例の治療は低酸素血症に対する呼吸管理に加えて，全身管理と対症療法が基本である．抗生物質の直接的効果が認められないのが治療上の特徴であるが，細菌の増殖がなくとも細菌の出すプロテアーゼがインフルエンザウイルスの増殖活性化に結びつくことも明らかとなった．したがって，感染初期および重症肺炎でステロイド投与を行なわざるをえない場合などでの広域抗菌薬の短期間投与には重症化や細菌感染防止の意義がある．特にマクロライドの中にはマウス肺炎モデルで抗炎症・抗サイトカイン効果が期待できるとの報告がある．しかるに，比較的軽症のウイルス性肺炎での細菌感染防止は基本的には上気道の徹底したうがいなどで対応すべきである．

2．細菌混合型肺炎

1）臨床像の特徴

　インフルエンザウイルスによる感染に最初から病原細菌の増殖が加わって症状増悪する型であり，診断にはウイルス分離または抗体価測定によるウイルス感染の証明と同時に病原細菌の関与を証明することが求められる．臨床的には高熱，全身倦怠感，筋肉痛などインフルエンザ特有の症状に加えて，感染早期から咳嗽と喀痰量の増加をみる．純ウイルス性肺炎との違いは喀痰の色が黄色〜緑色の混濁した膿性痰がみられる点であり，炎症細胞も脱落線毛上皮細胞，マクロファージに加えて好中球の増加を認める．喀痰グラム染色では病原細菌の増加を確認で

きることが多いが，菌数が 10^7/ml 以下の場合には起炎菌推定は困難となり喀痰細菌培養の結果をみて判断することになる．臨床症状ではむしろ細菌性肺炎の病像を呈する．理学的所見で胸部湿性ラ音を片側または両側性に聴取し，血液生化学検査では WBC 数の増加と強い炎症反応を認める．

2）胸部 X 線

浸潤影が基本であるが，ときに両側性の線状網状影，スリガラス様陰影を混在することもあり多彩である．

3）治療

ウイルスと病原細菌の同時混合感染であり，抗菌化学療法は必須である．この際にもっとも検出頻度が高い病原細菌は次に述べる二次性細菌性肺炎の起炎菌と同様である．しかるに，病状の進展が早く抗菌化学療法効果が悪い場合に抗菌薬の選択が不適切であったのかウイルス感染による肺炎像への影響が大きいためのものかを慎重に見きわめる必要がある．

3．二次性細菌性肺炎

1）臨床像の特徴

高熱，全身倦怠感，上気道炎などのインフルエンザ様症状の軽快後数日〜1週間後に再発熱，咳，膿性痰（黄色，緑色，錆色），胸痛，呼吸困難などの呼吸器症状を呈する．特に喀痰膿性部分のグラム染色にて病原細菌の増加，好中球増多と食菌像から起炎菌を推定する．最終的には喀痰細菌培養からの起炎菌診断を行なうが，今日もっとも多く認められる院外発症肺炎の起炎菌としてインフルエンザ菌，肺炎球菌，ブランハメラ（モラクセラ・カタラーリス）の3菌種があげられる．ほかには黄色ブドウ球菌（おもに MSSA），肺炎桿菌も認められ，慢性下気道感染症を基礎疾患に有しているか院内発症では MRSA や緑膿菌も加わる．最終的な起炎菌決定には抗菌化学療法の前後での病原菌の消長，臨床症状，炎症反応の動きから判断する．一般的に今日の肺炎の重症度は起炎菌の種類よりも基礎疾患の重篤度に左右されることが多い．細菌性肺炎では WBC 数も通常 10,000/mm^3 以上で，CRP も強陽性である．

2）胸部 X 線と肺組織

一般に侵潤影を基本とし，大葉性肺炎から気管支肺炎像まで種々の陰影を呈する．組織学的には肺胞腔内も含めて好中球を中心とする炎症細胞の強い浸潤を認める．

3）治療

インフルエンザによる強い上気道・下気道粘膜障害後の細菌感染であり，治療の基本は適切な抗菌化学療法と同時に全身管理，呼吸管理を行なうことにある．抗菌化学療法にあたって重要なのは今日の起炎菌のあらゆる菌種に β-ラクタム剤耐性または多剤耐性株の急激な増加がみられており，抗菌薬の有用性が急速に低下しつつあることへの認識である．また，気道粘膜の

修復に有効な去痰薬の併用とともにすべての症例で再感染や菌交代防止のための上気道の徹底したクリーニングに努めることも治療上重要である．

まとめ

今日，多くの病原細菌で抗菌薬耐性化が急速に進行しており，抗菌化学療法をきわめて危ういものとしている．抗ウイルス薬の上手な使用およびワクチン投与によってのインフルエンザの発症予防，重症化防止の重要性をしっかりと認知する時代である[8]．

文 献

1) Tillett HE, Smith JWG, Clifford RE：Excess mobidity and mortality associated with influenza in England and Wales. Lancet i：793-794, 1980
2) 松本慶蔵, 永武 毅：肺炎における臨床像の変化と治療法の進歩. Practitioners 2：295-303, 1993
3) 田代眞人：インフルエンザウイルスと細菌．化学療法の領域 12：1803-1809, 1996
4) 前田 浩：インフルエンザウイルス感染の増悪化に関わる宿主因子の分子病理学的作用．日本臨牀 55：2676-2681, 1997
5) Scheiblauer H, et al.：Interactions between bacteria and influenza A virus in the development of influenza pneumonia. J Infect Dis 66：783, 1992
6) 永武 毅, 山下広志, 広瀬英彦：ウイルスと細菌感染症のかかわり―呼吸器感染症を中心に―．日内会誌 86：491-495, 1997
7) 永武 毅：インフルエンザ肺炎．インフルエンザ肺炎の病型分類とその臨床―純ウイルス型, 細菌混合型および二次性細菌感染型―．日本臨牀 55：2687-2692, 1997
8) 松本慶蔵：高齢化社会のインフルエンザ対策と High risk group の問題．日本臨牀 55：2536-2541, 1997

（永武　毅）

10. インフルエンザと喘息

臨床編

　一般に，気管支喘息患者がインフルエンザに罹患すると気道の過敏性が亢進して喘息症状が悪化するといわれている．しかし，この点に関する論文は予想外に少ない．また，喘息患者に対してインフルエンザワクチンを積極的に接種すべきかどうかについても一定の見解は得られていない．以下，この点について，われわれの成績も含めて，文献的に考察してみたい．

A. 気管支喘息に対するインフルエンザ感染の影響

　この問題を気管支粘膜の病理組織学的所見から検討した報告としては，M. Soderberg らのものがある[1]．インフルエンザ回復期の8人の成人に，のべ27回の気管支粘膜の生検を行ない，健康成人の生検組織と比較検討した．その結果，インフルエンザ感染後は上皮の障害と脱落，ときに基底膜の肥厚を認め，この所見は気管支喘息患者の生検所見に類似すると述べている．
　この上皮の障害および脱落は気管支粘膜の Irritant receptor を露出し，気道過敏性を亢進させると考えられる．
　実際に気道の過敏性を測定した報告としては，T. E. Hobbins らのものがある[2]．
　インフルエンザウイルスの主要抗原である赤血球凝集素およびノイラミニダーゼに対して抗体のないボランティア36名にA型インフルエンザ野外株（H1N1）あるいは温度感受性インフルエンザ生ワクチン（H1N1）を経鼻接種した．野外株を経鼻投与された6名全例が感染し，5名が発症した．感染した6名は，メサコリン吸入試験により，気道の過敏性の亢進が認められ，過敏性は4週間持続した．一方，ワクチンを接種された30名のうち，19名に血清抗体価の上昇を認めたが，発症はしなかった．そして，ワクチン群においては，感染の有無にかかわらず，気道の過敏性は認められなかったと報告している．
　気道の過敏性を惹起する機序としては，インフルエンザ感染による直接の気道上皮の障害を考えるのが一般的であるが，それ以外に，インフルエンザウイルスにヒスタミン遊離を起こす作用があることを指摘する論文もある．
　P. Clementsen は，非アレルギー患者を対象に BAL (bronchoalveolar lavage) を行ない，採取された細胞にA型インフルエンザウイルスを添加して20分間培養したところ，5例中3例にヒスタミンが遊離されたと報告している[3]．したがって，生体内においては気道上皮の透過性が亢進して，アレルゲンが侵入しやすくなると考えられる．気道の過敏性亢進の一因としてこ

のような機序も関与しているのであろう．

　以上から，インフルエンザ感染により，気道の過敏性は亢進すると考えられる．インフルエンザ感染後は喘息発作をきたしやすく，重症化しやすいという．従来からの臨床観察を支持する知見といえる．

B．喘息児に対するインフルエンザワクチン接種

　気管支喘息に対するインフルエンザワクチン接種の問題点を考える前に，ワクチンそのものの有効性に関する議論は避けて通れないが，それは別稿で論ぜられるであろう．筆者らは，現行のインフルエンザワクチンは，流行阻止効果という点では改善の余地はあるものの[4]個人防御という点からは，現状ではもっとも有効な手段である[5,6]と考えている．したがって，本稿では，インフルエンザワクチン接種が気道の過敏性を亢進するか否かという点とインフルエンザワクチンの含有物に対するアレルギーの可能性はないのかという点に関して考えてみたい．

　後者に関しては，最近問題となっている添加物であるゼラチンの問題とワクチンウイルスが発育鶏卵で増殖される点から，鶏卵成分の混入がないのかという点，すなわち卵アレルギー児に接種して大丈夫なのかという点について考えなければならない．

1．インフルエンザワクチン接種と気道過敏性

　インフルエンザ生ワクチンの健康成人に対する経鼻接種において，気道の過敏性を認めなかったとする T. E. Hobbins らの報告はすでに紹介した．気管支喘息患者を対象とした報告としては L. A. Laitinen らのものがある[7]．彼らは，気管支喘息患者 7 名に A 型インフルエンザ生ワクチンの経鼻接種を行ない，6 名に血清抗体価の上昇を認め，3 日後，全例に，ヒスタミン吸入試験による気道の過敏性を認めたと報告している．

　不活化インフルエンザワクチンに関しては，気道過敏性の亢進を認めたという報告[8]もあるが，T. Kava らの報告[9]が信頼に値するであろう．

　軽症〜中等症の成人気管支喘息 27 名を対象として，その 16 名に不活化インフルエンザワクチンを，11 名に生食を皮下接種し，接種前，接種 2 日後，3 日後および 21 日後にヒスタミン吸入試験を行なった．その結果，接種前後で両群の平均気道抵抗に変化は認められなかった．また，気道の過敏性が亢進した症例も少数あったが，その頻度は生食群との間で差は認められず，何らかの潜在性の感染かアレルゲン暴露の可能性を否定できなかったとしている．

　以上の点から，ワクチン接種にともなう気道の過敏性に関しては，将来，生ワクチンが導入された場合は別として，現行の不活化ワクチンに関する限り，あまり問題はないと考えてよいであろう．

2．ゼラチンアレルギーに対する対応

　インフルエンザワクチンに含まれるゼラチン含量は 0.02 W/V％と比較的少ない．したがっ

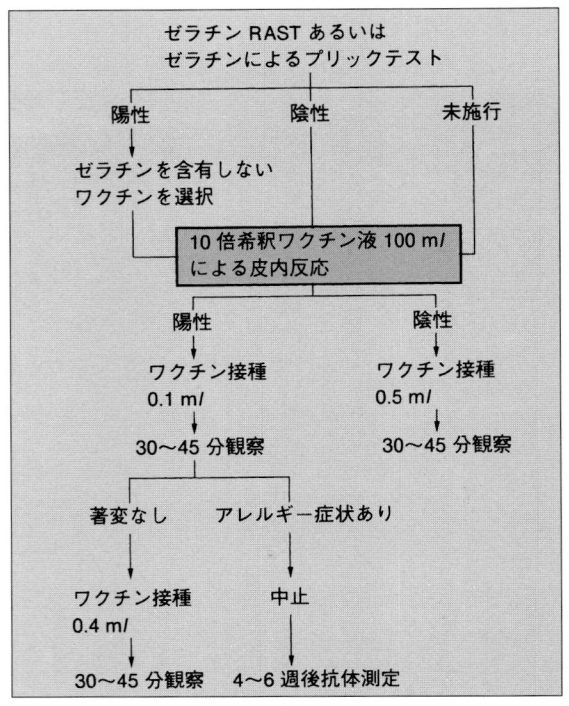

```
                    ゼラチンRAST あるいは
                    ゼラチンによるプリックテスト
            ┌──────────┬──────────┐
           陽性        陰性       未施行
            ↓           │          │
      ゼラチンを含有しない  │          │
      ワクチンを選択       │          │
                        └────┬─────┘
                        ┌──────────────────┐
                        │10倍希釈ワクチン液 100 ml│
                        │による皮内反応         │
                        └──────────────────┘
                          ↓              ↓
                         陽性            陰性
                       ワクチン接種      ワクチン接種
                       0.1 ml          0.5 ml
                         ↓              ↓
                      30～45分観察    30～45分観察
                      ┌────┴────┐
                    著変なし  アレルギー症状あり
                      ↓           ↓
                   ワクチン接種    中止
                   0.4 ml
                     ↓            ↓
                  30～45分観察  4～6週後抗体測定
```

図 29　アレルギー児に対する予防接種（試案）
（小倉英郎，他：小児科診療 61：793，1998）

て，麻疹ワクチンあるいはおたふくかぜワクチンで問題となったようなアナフィラキシーなどの重篤な副反応の報告は，わが国ではない．同程度のゼラチンを含有する日脳ワクチン，さらに微量のDPTワクチンにおいて，蕁麻疹あるいは喘息発作をきたしたという報告はあるが，いずれも重篤なものではない．インフルエンザワクチンにおいてもこの程度の反応を惹起する可能性はあるので，気管支喘息患者に対しては，ゼラチン摂取後のアレルギー性反応の有無についての問診（問診によるスクリーニング率は8.3％に過ぎないという報告[10]もある），ゼラチン特異IgE抗体の測定あるいは皮膚反応の実施などの接種前検査は必要であろう．筆者らのゼラチンアレルギーに対する対応を図29に示した．

　3ヵ月～5歳の乳幼児におけるゼラチンアレルギーの頻度は0.16～1.8％と比較的低率である[11]ので，現状ではこのような対応で十分であろう．最近ではゼラチンフリーのインフルエンザワクチンも製造されており，今後，各メーカーがこの方向へ進むものと期待される．

3．卵アレルギーに対する対応

　以前，筆者らは，インフルエンザワクチン同様に発育鶏卵増殖ワクチンであるおたふくかぜワクチン（現在は販売されていない）において，ELISAサンドイッチ法により，4.0ng/mlの卵白アルブミンを検出している[12]．この程度の量で，実際にどの程度のアレルギー反応が惹起されるかは不明であるが，強い卵アレルギー児に対しては，接種前にワクチン液による皮内反応を行ない，その結果を参考に接種の適否を決めるなどの慎重な対応が望まれる．最近，乳幼児に

表15 ワクチン液による皮内反応の適応

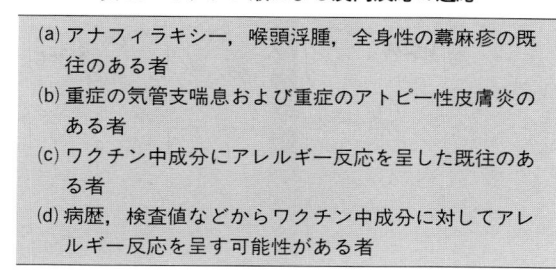

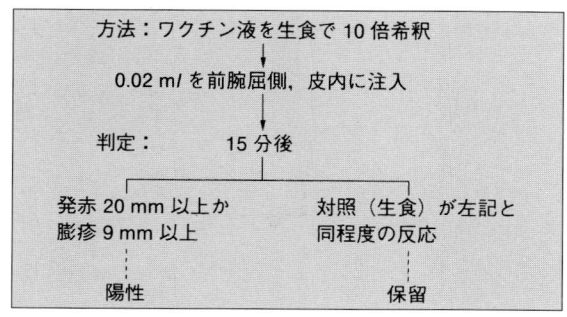

(a) アナフィラキシー，喉頭浮腫，全身性の蕁麻疹の既往のある者
(b) 重症の気管支喘息および重症のアトピー性皮膚炎のある者
(c) ワクチン中成分にアレルギー反応を呈した既往のある者
(d) 病歴，検査値などからワクチン中成分に対してアレルギー反応を呈す可能性がある者

方法：ワクチン液を生食で10倍希釈
0.02 ml を前腕屈側，皮内に注入
判定： 15分後
発赤 20 mm 以上か膨疹 9 mm 以上 → 陽性
対照（生食）が左記と同程度の反応 → 保留

図30 ワクチン液による皮内反応
(小倉英郎：小児科診療Q＆A—アレルギー児の予防接種—, pp.1620-1623, 六法出版, 1993[7])

対するインフルエンザワクチン接種の必要性が議論されているが，強い卵アレルギー児の場合は，out growを待って接種するという考え方があってもやむをえないであろう．10倍希釈ワクチン液の適応を表15に，判定方法を図30に示した．

まとめ

インフルエンザ感染後には気道の過敏性が亢進し，喘息発作を起こしやすくなる．したがって，個人防御の立場から，喘息患者にはインフルエンザワクチン接種を積極的に推進すべきであろう．しかし，ワクチン接種により，アレルギー性副反応をきたす可能性がないとはいえないので，ゼラチンおよび卵白特異IgE抗体の測定，皮膚反応の実施が必要である．また，これらのアレルゲン以外のワクチン成分による副反応の可能性も考えられるので，ワクチン液による皮内反応の結果を参考に適切に対応すべきであろう．

文献

1) Soderberg M, et al.: Bronchial epithelium in humans recently recovering from respiratory infections caused by influenza or mycoplasma. European respiratory J **3**: 1023-1028, 1990

2) Hobbins TE, et al.: Bronchial reactivity in experimental infections with influenza virus. J Infect Dis **146**: 468-471, 1982

3) Clementsen P, et al.: Staphylococcus aureus and influenza A virus stimulate human bronchoalveolar cells to release histamine and leukotrienes. Agents & Actions **27**: 107-109, 1989

4）松本伊津夫，他：松本市におけるインフルエンザ（1986〜87年）の疫学的・病因的調査―流行株とワクチン株が一致―．日本醫事新報 3320：28-34，1987

5）Sugiura A, et al.：A field trial for evaluation of the prophylactic effect of influenza vaccine containing inactivated A 2-Hong Kong and B influenza viruses. J Infect Dis 122：472-478，1970

6）Patriarca PA, et al.：Efficacy of influenza vaccine in nursing homes. Reduction in illuness an influenza A (H3N2) epidemic. JAMA 253：1136，1990

7）Laitinen LA, et al.：Bronchial reactivity following uncomplicated influenza A infection in healthy subjects and in asthmatic patients. European J Respiratory Dis (Suppl. 106)：51-58，1980

8）Migueres J, et al.：Influenza vaccination and asthma. Allergia et Immunologie 19：18-21，1987

9）Kava T. et al.：Unchanged bronchial reactivity after killed influenza virus vaccine in adult asthmatics. Respiration 51：98-104，1987

10）Sakaguchi M, et al.：Food allergy to gelatin in children with systemic immediate-type reactions, including anaphylaxis, to vaccines. J Allergy Cli Immunol 98：1058-1061，1996

11）斉藤明子，他：乳幼児におけるゼラチン IgE および IgG 抗体の陽性頻度の年次推移．日少ア誌 11：214，1997

12）小倉英郎：予防接種の全て，アレルギー疾患―卵アレルギーと予防接種―．小児科診療 11：2209-2216，1993

　　　　　　　　　　　　　　　　　　　　　　　　　　（小倉　英郎　　小倉　由紀子）

臨床編

11. インフルエンザと脳炎・脳症

　毎年冬になるとインフルエンザが流行する．この流行期に発熱後急速に発症する，意識障害を呈する乳幼児期の小児が存在することが注目されてきた．これらの症例は脳炎あるいは脳症と診断され，死亡したり後遺症を遺す率が高いことから，早急に対策を講ずる必要がある．

A．インフルエンザ流行期にみられる小児期脳炎・脳症

　突然の高熱にはじまり，発熱開始日あるいは数日以内に，傾眠傾向から昏睡に至るさまざまの程度の意識障害を呈する症候群を脳炎あるいは脳症と呼ぶ(以後本症と呼ぶ)．この際けいれんをともなう場合とともなわない場合とがある．通常起因となる病原体が確定したり（この場合はインフルエンザウイルス），採取した脳脊髄液に炎症所見（細胞数増多，蛋白量上昇など）を証明した場合に脳炎と診断し，これらが証明されない場合を脳症という．ところが一般に臨床的には両者を区別することができないことから，この症候群を脳炎・脳症と併称することが多い．いわゆる熱性けいれんとけいれん終了後にみられるせん妄状態は本症とは区別して考える．

　インフルエンザの流行をバックにして本症を確診例（definite case）と疑診例（probable or possible case）とに分ける．確診例は脳脊髄液中，咽頭スワブ，鼻汁などからインフルエンザウイルスを分離したり，抗原検出キット（Directigen Flu A キットなど）で抗原を証明したり，PCR 法によって特異核酸を検出したり，あるいは急性期と回復期の 2 点で抗体価の有意上昇のあった症例であり，疑診例はウイルス，ウイルスゲノムなどが陰性であるが，家族内の発生状況や交友関係など，周囲の状況からインフルエンザを強く疑う例である．

　札幌市小児科医会（南部春生会長）では，1994 年 11 月以降 4 シーズンにわたって，北海道内における本症の発生状況を調査して，合計 53 例を集計することができた．うち確診例は 21 例，他の 32 例は疑診例であった．

　本症は種々の症候群を含んだ広い概念の疾患群すなわち，Reye 症候群[2]あるいはいわゆる臨床的 Reye 症候群，Levin の提唱した hemorrhagic shock and encephalopathy（HSES）[3]，水口らの小児急性壊死性脳症[4]，あるいは原因不明の急性脳炎・脳症と呼ばれていた疾患群を包含している．

　前述の札幌市小児科医会でまとめた 53 例のうち，Reye 症候群と診断されたものは 5 例，HSES と考えられる凝固障害をともなったものが 16 例，小児壊死性脳症と診断された例は 7 例であっ

表 16　インフルエンザ脳炎・脳症

高熱に続いて重症な意識障害をもって発病する．けいれんをともなうことが多いが必発ではない．
インフルエンザ流行中のライ症候群（●1），出血性ショック脳症症候群（●2），急性壊死性脳症（●3）を含む．
　1）確定例（definite case）
　　鼻汁，咽頭スワブ，髄液からウイルスを分離したり，抗原検査やPCR法で特異抗原や核酸を証明した例．急性期と回復期の血清抗体価の有意上昇した例．
　2）疑診例（probable or possible case）
　　ウイルス，抗原，核酸を証明しないが，家族内，交友関係，周囲の状況からインフルエンザを疑った例．
● 1　ライ症候群
　1）意識レベル低下をともなう急性非炎症性脳症（髄液白血球＜8/mm³）
　2）肝障害の証明（s-GOT/GPT，NH_3 の3倍以上）または生検，剖検における組織所見
　3）脳障害，肝障害を生じる他の諸原因の除外
● 2　Hemorrhagic shock and encephalopathy syndrome（HSES）
　1）発熱をともなう急性脳症（呼吸停止，けいれんまたは昏睡）
　2）ショック（血圧　50 mmHg＞）
　3）DIC（血小板減少，PT，PTT延長，FDP上昇）
　4）肝機能障害（GOT/GPT上昇，NH_3 正常）
　5）腎障害
● 3　急性壊死性脳症
　1）発熱をともなう急性脳症（意識低下，けいれん）
　2）髄液：細胞増多なし，蛋白しばしば上昇
　3）頭部CT，MRI上左右対称性，多発性脳病変（視床，側脳室周囲白質，内包，被殻，脳幹）
　4）肝機能障害（GOT/GPT上昇，NH_3 正常）

た．

B．脳炎・脳症患者発生状況

　札幌市小児科医会のまとめた北海道内の本症の症例は，1994/95 シーズン 12 例，95/96 シーズン 14 例，96/97 シーズン 5 例，97/98 シーズン 22 例であった．
　この間のインフルエンザの流行状況は，市立札幌病院小児科外来を訪れる有熱小児の咽頭スワブから，北海道立衛生研究所で行なったウイルス分離によって知られ，94/95 シーズンが A（H1N1），A（H3N2），B の混合流行，95/96 シーズンが A（H1N1），A（H3N2）の混合流行，96/97 シーズンが A（H3N2），B の混合流行，97/98 シーズンは A（H3N2）の単独流行であった．
　本症の発症年齢は，0歳9ヵ月から12歳にわたり，平均 4.1±3.1 歳であり 4 歳未満が 30 例

（56.6％）を占めていた．男36例，女17例で性比は2.1：1であった．予後をみると死亡した者が23例（43.4％），神経学的後遺症12例（22.6％），軽快した者が18例（34.0％）であった．

凝固異常のあった16例中12例が死亡（死亡率75.0％），AST/LDHの高値をとったもの34例中21例が死亡（死亡率61.8％），脳CT異常が確認された32例中17例が死亡（死亡率53.1％）しており，これらの異常のあった症例の予後の悪さが示唆された．

アスピリンを解熱薬として使用された症例はなく，インフルエンザワクチン接種の既往は皆無であった．

A（H3N2）ウイルスの単独流行年であった1997/98シーズンに，北海道内で22例が本症を発症しており，全国で万遍なく発症したものとするならば，400～500例と推定できる．

C．発症機序の考察

インフルエンザは感染後鼻咽頭粘膜でウイルスが増殖，2～4日の潜伏期の後，急速に始まる高熱を特徴とする．本症の中枢神経症状は，高熱発来からきわめて短期間に始まる．本症患児の脳脊髄液中にウイルスゲノムを検出したこと[1]，94/95シーズンに本症に罹患して死亡剖検された1例の腎，肝，結腸にウイルス粒子を電顕で見出したこと[5]，髄液中からウイルスを分離した報告[6]などから，ウイルス血症によって全身に散布されたウイルスが，中枢神経系に到達して本症を発症するものと考えられる．しかしながら，中枢神経症状の発現がきわめて早く，ウイルスの増殖，細胞の破壊の結果と考えることはできない．筆者らは本症患児の髄液中のIL-6，TNF-αを測定して別に報告した[7]．これによると，急激に発症し同日以内に死亡した2例できわめて高値であった．このうち1例は剖検されており，延髄の病理組織で血管壁硝子化，水腫，血栓の存在，さらに血漿蛋白の血管外への漏出がみられた．肺は間質性肺炎と線維素血栓が見られ，小腸陰窩壊死の所見が得られた．

これらの事実を総合して考察すると，ウイルス血症で全身にウイルスが散布され，末梢血管内皮細胞（endothelial cells）に感染して，これを破壊した結果生ずる全身諸臓器病変の，一現症が本症の発症機序の可能性ありと考えられる．

D．治　療

高熱，意識障害，呼吸循環障害，けいれんなどに対する全身集中管理が不可欠であり，対症療法が中心となる．脳浮腫対策と救命，抗炎症作用を期待してデキサメサゾン投与，抗けいれん薬投与，補助療法として抗生物質投与，ヒトガンマグロブリン製剤，高サイトカイン血症に対してFOY，ウリナスタチン投与，DIC対策が必要である．

A型インフルエンザであることが判明した場合には，病初期からアマンタジンを6～9mg/kg/dayを5日間投与が試みられる[8]．

E. 予　防

　現行の不活化ワクチンはA (H1N1)，A (H3N2)，Bの3型のHA成分を含むスプリットワクチンであり，毎年夏にワクチン推奨株が決定される．ワクチンを接種すれば，これら抗原に対する抗体が血中に産生されるはずである．本症がウイルス血症を介して発症するものとすれば，血中に存在する抗体でウイルスが中和され，本症への進展が阻止されるはずである．数回以上の自然感染を経たはずの，成人に本症が存在しないことも，ワクチンの有効性を消極的に支持するものである．

　幼小児期におけるワクチン接種の是非を議論する時期にきたものと考える．

まとめ

　インフルエンザ流行中に小児期に発症する脳炎・脳症を解説した．いったん発症すればその予後はきわめて悪い．早急な全国調査と，発症病理の解明，治療法，予防法の確立が急務である．

文　献

1) 富樫武弘，松薗嘉裕，穴倉廸彌，他：インフルエンザ流行中の小児期脳炎・脳症．日本臨牀 55：2699-2705，1997

2) Reye RD, Morgan G, Barel J：Encephalopathy and fatty degeneration of the viscera. A disease entity in childhood. Lancet ii：749-753, 1963

3) Levin M, Hjelm M, Kay JDS, et al.：Haemorrhagic shock and encephalopathy：A new syndrome with a high mortality in young children. Lancet ii：64-67, 1983

4) Mizuguchi M, Abe J, Mikkaichi K, et al.：Acute necrotising encephalopathy of childhood：A new syndrome presenting with multifocal, symmetric brain lesions. J Neurol Neurosurg Psychiat 58：555-561, 1995

5) 武越靖郎，向井徳男，公文和子，他：インフルエンザ脳症の1剖検例—脊髄および腎などにインフルエンザウイルス香港A型抗原の検出．日本小児科学会北海道地方会第46回ブロック大会，(口演，平成7年8月27日於旭川市)

6) 田中俊光，北橋智子，山本多喜子，他：インフルエンザウイルスA (H3N2) 型が髄液から分離された脳炎の1例．病原微生物検出情報 19：75-76，1998

7) 富樫武弘，松薗嘉裕，板倉　治，他：インフルエンザ流行中にみられる小児期脳炎・脳症患者の脳脊髄液中 IL-6，TNF-α．日本小児科学会雑誌 103(1)：16-19，1999

8) 三浦　大，菅谷憲夫，林憲理子：A型インフルエンザ脳症に対する amantadine の使用経験．感染学雑誌 72：840-844，1998

（富樫　武弘）

臨床編

12. インフルエンザと心筋炎・筋炎・トキシックショック症候群

インフルエンザは，風邪症状を引き起こすウイルスのなかで，もっともよく知られたインフルエンザウイルスに起因し，ほぼ毎年大規模な流行を引き起こす．通常は高齢者や基礎疾患を持つ成人，小児は重症化しやすく，合併症を起こす頻度も高いが，まれには健常な成人がごく短時間で死に至ることもある．この合併症は，大きく分けて，①神経合併症，②呼吸器合併症，③その他となる．ここではその他の合併症のなかで，比較的頻度の高い心筋炎，筋炎に加え，頻度は多くはないが，合併した場合には死亡率が高いトキシックショック症候群（TSS）について解説する．

A. 心筋炎

インフルエンザによる心筋炎の頻度は，Oseasohn ら[1]は，A型（H2N2）インフルエンザの感染で死亡した33例の剖検で10例（30％）に心筋炎がみられたと報告した．また Karjalainen ら[2]はフィンランドにおけるインフルエンザA型の流行では，心電図，心エコー，心筋逸脱酵素などの結果より9％に心筋炎が合併したと報告している．

インフルエンザによる心筋炎は，他のウイルスによる心筋炎と比較して特異的といえる症状はない．発熱，呼吸困難，胸痛，動悸などの呼吸循環器症状と悪心，嘔吐などの消化器症状が多くみられる（図31）[4]．初発症状から心症状発現までの期間は1～2週間とされる[3]．検査上では，心電図異常，心筋逸脱酵素（GOT，LDH，CK，Aldolase）の上昇が半数以上でみられる．心電図異常は期外収縮，AVブロック，ST上昇などの頻度が高い[4]．心エコー検査では左室壁の菲薄化，左室腔の拡大，左室壁運動の低下などを認める．

B. 筋炎[5]

急性筋炎は，インフルエンザの回復期に起きる．この頻度については，Middleton らは26例中20例，Dietzman らは17例中11例からインフルエンザBが検出されたと報告している．インフルエンザAの場合はかなりまれと思われる．症状は両下肢，特に腓腹筋，ひらめ筋の疼痛，圧痛が突然生じ，歩行を嫌がる．無理に歩行させた場合のつま先立ち歩行は特徴的である．検査では心筋炎と同様に筋原性逸脱酵素の上昇がみられる．多くは自然治癒する予後良好な合併症であるが，成人では横紋筋融解，ミオグロビン尿，急性腎不全となった症例も報告されて

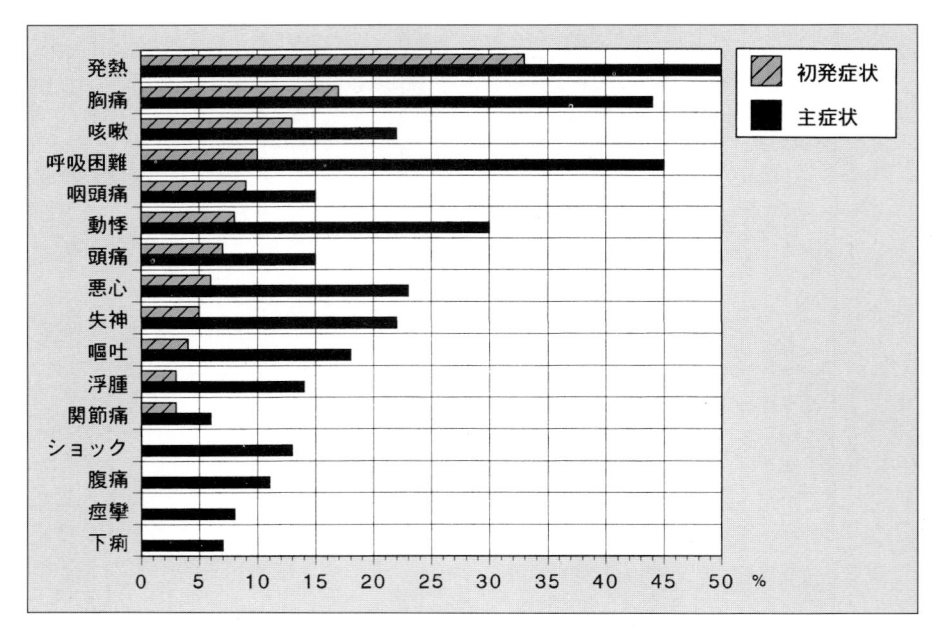

図31 ウイルス性あるいは特発性心筋炎における症状と頻度

(河村慧四郎，他：病因分科会：ウイルス性あるいは特発性心筋炎にかんする全国アンケート調査，厚生省特定疾患特発性心筋症調査研究，昭和57年度研究報告集，pp. 16-27, 1983)

いる．

C．トキシックショック症候群

　ブドウ球菌感染症がインフルエンザおよびインフルエンザ様疾患後には重症化しやすいことはよく知られている．1987年，インフルエンザの合併症として TSS が発症したことが最初に報告された[6]．予後はたいへん不良とされ，43％が死亡したと Tolan らは1993年に報告した[7]．ここでは，1995年に TSS のため短時間で死亡した14歳男児の自験例を呈示し，その危険性を喚起したい．

　症例：14歳，男児．
　既往歴：特記すべきことなし．易感染傾向や心疾患はない．
　現病歴：インフルエンザが流行していた1995年2月12日頃より咳嗽，頭痛が出現したが発熱なく，倦怠感もみられなかったため普通に登校していた．15日午後8時頃頭痛が出現．39℃の高熱とともに胸痛が出現したため，救急車で当科を受診した．
　入院時の身体所見：体格中等度，意識清明，体温　38.2℃，血圧　92/60，咽頭発赤が著明で，胸部聴診上　右呼吸音減弱し，両側で rhonchi 聴取した．髄膜刺激症状やその他の神経学的異常所見は認めなかった．検査所見は，白血球が2,900/μl と減少，赤血球，Hb，Ht はいずれも上昇．血小板は軽度減少し，血沈は著明な遅延を示した．CRP は高値で腎機能障害が認められた(表17)．胸部レントゲンで両側の肺炎像がみられたが，心電図には異常は認められなかった．
　入院後の経過（図32）：重症肺炎と診断し，セファゾリン（CEZ），イセパマイシン（ISP），

表17 症例（14歳，男児）の検査成績

```
1. 入院時検査
WBC              2900/μl         GOT           20 IU/ml
  St 9, Seg 55, Ly 27, Mo 9      GPT            9
RBC              743×10⁴/μl      LDH          846
Hb               21.1 g/dl       BUN           23 mg/dl
                                 Cr             2.0
Ht               67.0%           Na           132 mEp/l
Plt              14.0×10⁴/μl     K              4.0
ESR              1 mm/hr         Cl            89
CRP              4+              TP             4.3 g/dl
                                  alb 63.3, α₂10.4, γ 12.7
2. 細菌・ウイルス学的検査
咽頭培養  Haemophilus parainfluenzae    Influenza A (CF)    <4×
          Staphylococcus aureus                    B (CF)    <4×
血液培養  Staphylococcus aureus          Influenza A (HI)
                                         H1N1              256×
産生する toxin Entrotoxin B              H3N2              512×
                                                 B (HI)     64×
```

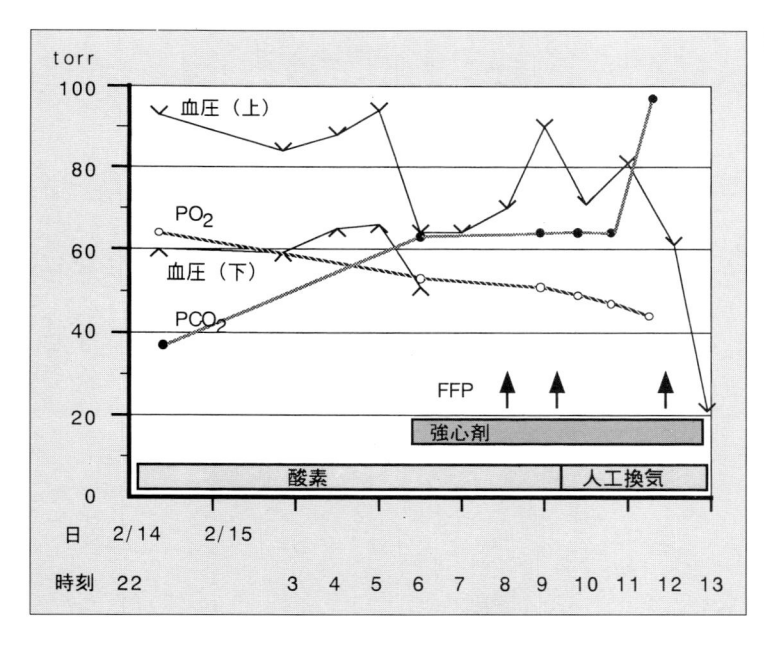

図32 入院後の経過

ガンマグロブリン（2.5 g）にて治療を開始した．治療開始してから8時間後の朝6時頃，血圧が66/54まで低下し呼吸困難を訴えた．胸部レントゲンでは両側の陰影がさらに広がり，肺炎の悪化と肺水腫と診断した．血液ガス分析でもPO₂が50 torr，PCO₂が64 torrに悪化し呼吸不全と考えられたため，人工換気，ドーパミン，ドブタミン，FFPの治療を開始した．しかし，血圧は昇圧薬投与にもかかわらず徐々に低下し，意識レベルも低下した．各種の治療に反応せず，入院後15時間で死亡した．剖検は許可されなかった．入院時の細菌学的検査で（表17），咽頭，血液からブドウ球菌が検出され，このブドウ球菌は後の検査でメチシリン感受性菌でエ

ンテロトキシンBを産生することが判明した．ウイルス抗体価からは，インフルエンザの関与は明らかにはできなかったが，流行状況からインフルエンザであったと考えられる．

本症例はCDCによるTSSの診断基準[8]のうち，低血圧，多臓器障害をみたし，probable caseと思われる．さらに，喀痰，血液から検出されたブドウ球菌からエンテロトキシンBが検出され，この毒素はタンポンとは無関係に発症するTSSの重要な原因毒素であることが1992年にLeeらによって報告されている[9]．インフルエンザにともなう合併症でこれほどの激烈な経過をとる場合は例外的で，インフルエンザウイルスそのものよりはむしろ，ホストの持つ条件や，特に合併するブドウ球菌が重要と考えられる．さらに，これほどの短時間でショックとなるのは，菌の感染そのものよりは，菌が産生するトキシンを原因とするほうが妥当と思われる．この例から，これまでに知られていたインフルエンザに合併する急激な経過で死亡した症例の一部は，このようなTSSであったのではないかと考えられる．

インフルエンザは，上記のように呼吸器系，神経系以外の合併症においても死亡することがある重大な疾患である．単なる風邪症候群の原因の一つではなく，重篤な合併症を引き起こす流行性疾患であることを再確認する必要があると思われる．

文献

1) Oseasohn R, et al.：Clinicopathological study of thirth-three fatal cases of Asian influenza. N Engl J Med 260：509-518, 1959

2) Karjalainen J, et al.：Influenza A1 myocarditis in conscript. Acta Med Scand 207：27-30, 1980

3) Clotman CA Jr.：Influenza myocarditis：Report of a case with observations on serum glutamic oxaloacetic transaminidase. JAMA 180：204-206, 1962

4) 河村慧四郎，他：病因分科会：ウイルス性あるいは特発性心筋炎にかんする全国アンケート調査，厚生省特定疾患特発性心筋症調査研究班，昭和57年度研究報告集，pp. 16-27, 1983

5) Feigin Cherry：Textbook of pediatric infectious diseases, 2 nd ed., W. B. Saunders Company, 1991

6) MacDonald, et al.：Toxic shock syndrome；A new recognized complication of influenza and influenzalike illness. JAMA 257, 1053-1054, 1987

7) Tolan RW Jr.：Toxic shock syndrome complicating influenza A in a child：case report and Review. Clin Infect Dis 17：43-48, 1993

8) Toxic-shock syndrome-United States, 1970-1980. MMWR 30：25, 1981

9) Lee VTP, et al.：Detection of staphylococcal enterotoxin B among toxic shock syndrome and non-TSS-associated *staphylococcus aureus* isolates. J Infect Dis 166, 911-914, 1992

（小林　信一）

ワクチン

1. 現行インフルエンザワクチンの使い方

A. インフルエンザワクチンの組成

　現行のインフルエンザワクチンはHAワクチンと表記されている．この意味は，インフルエンザウイルス全体を不活化してワクチンとした以前のものとは違って，免疫に必要なHA（ヘムアグルチニン）を主成分として作られたインフルエンザワクチンであることを示したものである．図33にA型インフルエンザウイルスの構造模式図を示した．2層の脂質膜に棘のように突きささっているのがヘムアグルチニン（HA）とノイラミニダーゼ（NA）である．このウイルスをエーテルで処理すると，脂質は溶けてウイルスはばらばらになる．それを密度勾配遠心法でHAを濃密に含む層を回集して調整したものがインフルエンザHAワクチンである．全ウイ

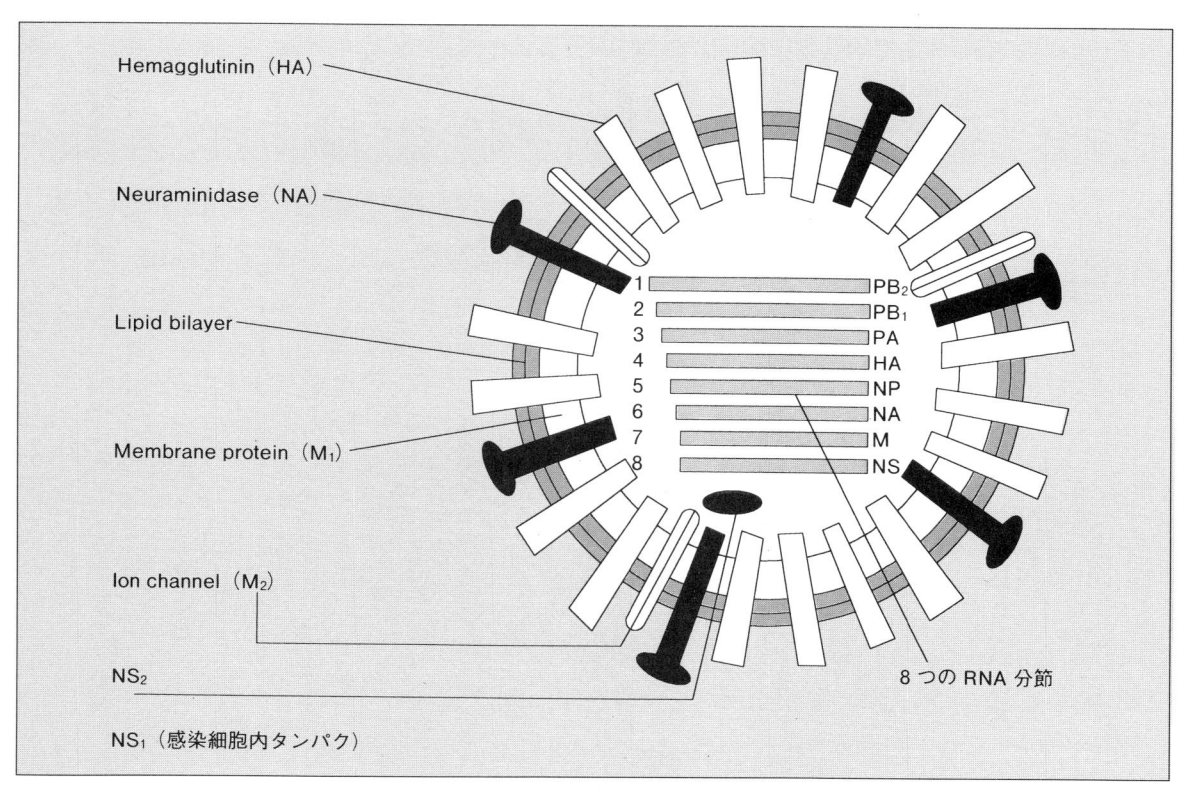

図33　A型インフルエンザウイルスの構造模式図

ルス粒子ワクチン（whole virion vaccine）は，局所反応や発熱率も高かったが，これはおもに脂質が発熱物質として働くと考えられている．エーテル処理により，発熱物質が除去されるとはいえ，純粋に HA のみが回集されたわけではなく，核タンパク（NP）やその他の成分も微少ながらなお混じっている．その証拠に，インフルエンザ HA ワクチンを接種すると，補体結合抗体も産生される．

平成10年度用インフルエンザ HA ワクチンは次のような組成となっている．

A／北京／262／95（H_1N_1）	250 CCA/ml
A／シドニー／5／97（H_3N_2）	300 CCA/ml
B／三重／1／93	300 CCA/ml
合計	850 CCA/ml 相当量

ここで，使用されたウイルス株と，CCA 量は平成10年6月1日の専門家会議で最終決定され厚生省が承認したものであって，すべてのワクチンメーカーは，その指示にしたがってワクチンを製造し，国家検定をパスした製品が10月下旬に市販される．阪大微研のインフルエンザ HA ワクチンを例にとると，1バイアル1mlのワクチン液で，pH 6.8～8.0，浸透圧比は生理食塩液に対し約1となっている．ワクチン成分のほかに，防腐剤としてチメロサール0.01%，安定剤としてゼラチンを0.02%加えてある．阪大微研は平成11年度用にはゼラチンを抜いた製剤にした．

B．用量・用法

ワクチンに添付してある説明書には，およそ1～4週間隔で2回皮下接種するとなっている．しかしワクチン効果（抗体レスポンス）を上げるには4～5週間隔で接種するほうがよい．1回の接種量は，1歳未満が0.1ml，1歳～6歳0.2ml，6歳～13歳0.3ml，13歳以上は0.5mlである．

接種時期は，インフルエンザシーズンを迎える前に2回の接種が完了していることが望ましいので，11月から12月上旬に2回接種が推奨される．1月中旬になって，あわててインフルエンザワクチンを希望する人々が例年認められる．この場合，中学生以上では過去に罹患歴のあるものが多いので，1回の接種でも HI 抗体反応は認められるものである．もう間に合わないと考えずに接種することを奨めたい．特にインフルエンザシーズンは，受験シーズンとも重なるので実際的に対応していただきたい．かつて，インフルエンザ防遏研究班（班長　大谷明）でわれわれが保育園児を対象に実施したインフルエンザワクチン効果の研究では，前年度2回ワクチンを接種していた幼児では1年後に1回の接種でも HI 抗体の上昇を認めている[1]．なおこの時の調査で，A型インフルエンザワクチンの効果は顕著で，有意に罹患さえ免れることができた（表18）．

表19に，参考としてアメリカのインフルエンザワクチンの用量・用法を示した[2]．なおここで split というのは，SDS やエーテルでウイルス粒子をバラバラにしたものという意味で，HA

表18 保育園児におけるインフルエンザワクチン効果

ワクチン接種回数	被検例数	インフルエンザウイルス分離例あるいはHI抗体上昇例数	罹患率
1982年B型インフルエンザ流行			
0	78	24	30.8
1	41	20	48.8
2	107	34	31.8
1983年A（H_3N_2）型インフルエンザ流行			
0	35	16	45.7 ←┐
1	9	2	22.2 │ *
2	120	27	22.5 ←┘
1984年A（H_1N_1）型インフルエンザ流行			
0	27	14	51.9 ←┐
1	16	9	56.3 │ *
2	134	34	25.4 ←┘

* : $p<0.01$

表19 Schedule for Influenza Immunization*

Age	Recommended Vaccine†	Dose, ml‡	No. of Doses
6-35 mo	Split virus only	0.25	1-2§
3-8 y	Split virus only	0.5	1-2§
9-12 y	Split virus only	0.5	1
>12 y	Whole or split virus	0.5	1

*Vaccine is administered intramuscularly.
†Split-virus vaccine may be termed "split," "subvirion," or "purified surface-antigen" vaccine.
‡Dosages are those recommended in recent years. Physicians should refer to the product circular each year to ensure that the appropriate dosage is given.
§Two doses administered at least 1 month apart are recommended for children who are receiving influenza vaccine for the first time.
(American Academy of Pediatrics 編 1997 RED BOOK, p. 331 から転写)

ワクチンと同義である．また筋注するとなっているのは，外国では予防接種は通常筋注ルートで行なわれるからである．わが国の予防接種が，すべて皮下注とことわってあることを彼らは訝しく見ているが，これはかつてわが国で筋注による筋拘縮症が大きな問題となったことを受けた政治的な表現と思われる．一般に皮下接種よりも筋注のほうが，接種部位の硬結などが少ない．

C．誰にインフルエンザワクチンを勧めるのか

　旧予防接種法では，集団生活を営む幼児・学童を中心に臨時接種として毎年実施されてきた．また職場単位でも福利厚生事業の一環として広く接種されてきた．しかし，インフルエンザワクチン効果に対する疑問，副作用，インフルエンザそのものを重要視しない臨床医，ワクチン訴訟で国側が次々と敗訴したこと，反体制的なキャンペーンなどにより，実際上インフルエンザワクチン接種率は1980年代後半には極端に低下してしまった（図34）[3]．そして1994年10月の改定予防接種法により，インフルエンザは対象疾病から除かれてしまった．市場を失ったワクチンメーカーはインフルエンザワクチンの製造を1/40に縮少し，有力なワクチンメーカーの武田薬品工業はインフルエンザワクチンから撤退した．インフルエンザワクチンは，発育鶏卵で作られる．1個の有精卵から1人分ないし2人分のワクチンしか作れない．このため，有精卵の鶏卵業界も壊滅してしまった．先進各国は，国民の健康危機管理対策のうえからインフルエンザの健康被害と社会経済的な損失を重視して，インフルエンザワクチンの推進をはかっている[4]．廣田らによるわが国とアメリカのインフルエンザワクチン接種実績を図35に示した[5]．表20には，アメリカの予防接種諮問委員会のインフルエンザワクチンの勧告文を示した[6]．筆者も

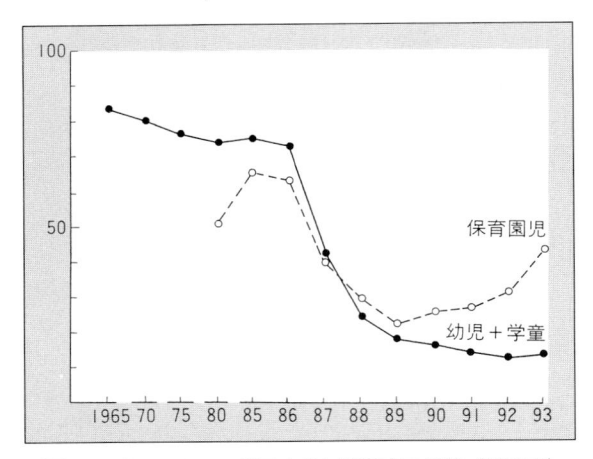

104   I. 現行インフルエンザワクチンの使い方

図34 インフルエンザワクチン接種率の推移（川崎市）
（川崎市衛生局・民生局の資料から作製）

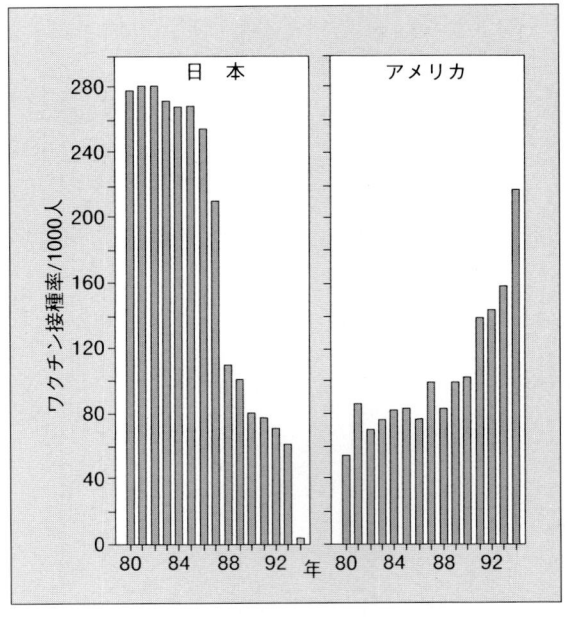

図35 1980年から1994年までの日本とアメリカにおけるインフルエンザワクチンの接種率
1994年は予防接種法の改訂でわが国の接種業績は不明．ワクチン製造量で示されている．
(Hirota Y, et al.：Japan lagging in influenza jabs.〔letter〕. Nature 380：18, 1996[5])

まったく賛成である．
　全国感染症サーベイランス報告によれば，インフルエンザと診断されるのは70%が15歳未満である．われわれのウイルス分離例でみると，15歳以下の小児のインフルエンザの60〜70%は6歳以下である[7]．すなわちいまだ罹患歴のない，あるいは罹患歴の少ない幼小児をインフルエンザは狙い打ちにしてくる．そして社会活動から遠ざかった高齢者とくに特別養護老人ホームの入居者を狙い打ちにして（表21)[8]，高齢者の超過死亡を記録する[9,10]．国もようやくインフルエンザのインパクトの大きさに気づき，新型インフルエンザの出現に備えた動きの中で現行のインフルエンザワクチンを見直す姿勢が出てきた．平成11年には，改定予防接種法の見直しが行なわれることになっている．国の保障がなければ，鶏卵業者を含むワクチンメーカーはインフルエンザワクチンを作れない．新しく法律が整備されても，ワクチンを十分供給できるようになるには1年を要する．公衆衛生審議会やワクチン検討小委員会の方々は，今度こそインフルエンザワクチンを正しく判断していただくよう希望するものである[10]．

D．予防接種問題検討小委員会

　公衆衛生審議会感染症部会では，平成6年に改定され平成7年4月から実施された予防接種

表20 米国予防接種諮問委員会のインフルエンザワクチンの勧告

I. 特別の予防接種計画の必要な対象グループ
1) インフルエンザ関連の合併症にハイリスクなグループ
  ・65歳以上の者
  ・年齢を問わず，慢性疾患をもつ収容者がいる養護ホームおよび長期療養施設の入所者
  ・肺および心血管系の慢性疾患を有する成人ならびに小児．気管支喘息の小児も含む．
  ・糖尿病を含む慢性代謝性疾患，腎不全，血色素異常あるいは免疫抑制状態にある者で，この1年間定期的に通院しているか入院したことのある者
  ・長期のアスピリン治療を受けている生後6ヵ月から18歳の者．彼らはインフルエンザでライ症候群を発症するかもしれないから．
2) ハイリスク患者にインフルエンザをうつす可能性のあるグループ
  ・病院や外来診療に従事する医師，看護婦，その他の関係者
  ・患者や入所者と接触する養護ホームや長期療養施設で働く者
  ・訪問看護やボランティアでハイリスクの人々にホームケアサービスを提供する者
  ・小児を含むハイリスク群の人のいる家族

II. その他
1) 一般の人々
  インフルエンザで具合がわるくなるのを減らしたいと願う者は誰でも．地域にとってなくてはならない仕事に従事している人々や，寮生活のような共同生活をしている学生や住人は，インフルエンザの流行で日常生活が中断されるのを最小限にくいとめるために，ワクチンを勧めるべきである．
2) 妊婦
  インフルエンザワクチンは，妊娠期間のどの時期に接種しても安全である．それゆえ，ハイリスク条件をもつか，妊娠3ヵ月未満でインフルエンザの流行が始まるときには，躊躇することなく接種すべきである．
3) HIV感染者
4) 海外旅行者
  熱帯地域では年中インフルエンザに遭遇する可能性がある．南半球では4月から9月．とくにハイリスクのものは，出かける前に1回だけでも接種しておくほうがよい．次シーズン用のワクチンが手に入らないときは，昨シーズン用でもかまわない．ワクチンの有効期間は1年間あるのだから．

表21 インフルエンザ流行特別養護老人ホームにおけるワクチン効果

	ワクチン⊕	ワクチン⊖
例　数	16 (%)	84 (%)
発　症	4 (25.0)	49 (58.3)
≧39℃	0 (0)	12 (24.5)
≧38℃	0 (0)	26 (53.1)
≧37℃	2 (50.0)	10 (20.4)
<37℃	2 (50.0)	1 (2.0)
死　亡	0 (0)	4 (8.1)
非発症	12 (75.0)	35 (41.7)

(稲松孝思：日医雑誌 120(7), 1998)

法を見直すための作業部会として，予防接種問題検討小委員会（神谷齊委員長）を設置し，平成11年6月29日，18回の検討会を最後に答申案を作製した．その中でインフルエンザワクチンの項でまとめとして述べられた全文を以下に示す．

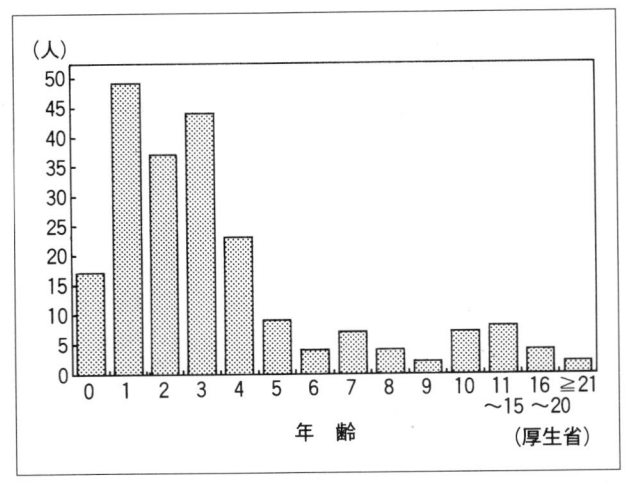

図36　インフルエンザに合併した脳炎・脳症（1999.1.1〜3.31）

「以上のことから，個人の発病防止・重症化防止を主な目的として，高齢者を対象としたインフルエンザワクチンを予防接種法に基づく予防接種として実施していくことについては，接種の同意の取り方，禁忌の者を的確に除外するための問診票の検討等の実務的な予防接種の手続きを固めつつ，後述の対象疾患の類型化を含めた具体的な予防接種法上の取扱いの検討を早急に進めていくことを提言する．

なお，小児らがインフルエンザによる脳炎・脳症の危険性などから高齢者同様に高危険群であり，保育所や幼稚園においてインフルエンザに罹患する危険性も高く，予防接種法に基づくインフルエンザの予防接種の対象とすべきとの意見もあった．小児らのインフルエンザについては，有効性などについての調査研究が不十分であることから，本委員会としては，今後，厚生省において小児らのインフルエンザに関する有効性などに関する調査研究を行ない，その結果に基づいて対応に関して早急に検討することを提言する．」

これを受けて公衆衛生審議会感染症部会と厚生省は法律の改定作業に入り，平成11年12月に国会に提出し，新しい予防接種法は平成13年4月から施行されることになるものと思われる．

問題は，小児とりわけハイリスクな幼小児に対するインフルエンザワクチンが再び法から除外されたことである．小児に対するインフルエンザワクチンの有効性が不十分という理由で見送られたが，われわれがかつて「インフルエンザの防遏に関する研究班（大谷班）」で行なった保育園児を対象とした前方視的研究では，A型インフルエンザに対しては，ワクチン効果は美事なもので，罹患さえまぬがれたのである[13]．また流行株とワクチン株とが一致した場合の予防効果も学童の調査で証明されている．インフルエンザワクチンが無効であるとする報告は，研究デザインそのものに問題があってとても評価できるものではない．

平成11年（1999年）1月1日から3月31日にかけて，厚生省が行なった全国調査では，「インフルエンザの臨床経過中に発生した脳炎・脳症」は，60歳以下の年齢で217例報告された．このうち，0歳から5歳児が179例で82.5％を占めた（図36）．そして50例が死亡した．5歳

図37 外来配布用パンフレット

インフルエンザの予防接種のおすすめ

インフルエンザは毎年冬には必ず流行するかぜの親玉です。

川崎病院小児科には、インフルエンザが重くなって、肺炎、気管支炎、熱性けいれん、中耳炎などをおこし、入院される方が毎冬５０人ほどにのぼります。中には、脳炎、脳症、ライ症候群、顔面神経麻痺、横断性脊髄炎、ギランバレー症候群、心筋炎などになる方もいます。また不幸な転帰をとられる方もあります。この方々はワクチン接種を受けなかったお子さん方です。

平成６年から学校や保育園ではインフルエンザワクチンを接種してくれないことになりました。したがってインフルエンザワクチンは自分の意志で受けなければなりません。インフルエンザワクチンは効かないと思っている方がいますが、非常に残念なことです。もちろんワクチンを受けていても、インフルエンザに１００％かからないとはいえません。しかし、インフルエンザで脳症になったり死亡した方で、ワクチンを受けていた方は、ひとりとしていません。

インフルエンザワクチンの副反応はほとんどありません。他の予防接種と比べても、最も安全性の高いワクチンといえます。インフルエンザシーズンは、ちょうど、中学・高校・大学の受験シーズンとも重なります。１１月、１２月のうちに、２回インフルエンザワクチンを受けておくことをお勧めします。特に、喘息や心臓病、てんかん、腎臓病、糖尿病などの基礎疾患を持っている方は、インフルエンザで重症になるおそれがありますので、インフルエンザワクチンを積極的に受けておきましょう。インフルエンザワクチンは生後６ヶ月から受けられます。備えあれば憂いなしです。

川崎市立川崎病院小児科

以下の人口715万で除すと，10万当たり0.7の死亡となる．この調査で報告漏れの症例はおそらく2～3倍存在すると考えられ，少なくとも幼小児のインフルエンザ死は10万当たり1.0を越えることは確実である．この報告にある217例は1人としてインフルエンザワクチンを受けていなかった．小児に対するワクチンの効果を評価するための十分な研究をこれから改めて行なうとあるが，いったい何万人，何十万人の各年齢層の前方視的調査を行なうというのか，その結果を待つまでにさらに犠牲者が出るのは放置していてよいのだろうか．平成10年度のインフルエンザワクチンは，155万本（1本1ml）出庫された．仮に100万本が使用されたとして，50万本は小児を対象に接種されたと考えられる．小児の接種例でワクチンによると考えられる

重篤な副反応は報告されていない．そしてワクチン接種例から，インフルエンザにその後罹患して脳炎・脳症になったとする例もきかない．ワクチンメリットは歴然としている．もう十分ではないか．貴重な人的資源である幼小児を，インフルエンザの魔手から守るために，迷妄を打破してワクチンを推進すべきである．

まとめ

インフルエンザは呼吸器感染症ではあるが，ウイルス血症によりインフルエンザウイルスは全身に播種される．その結果，脳炎，脳症，ライ症候群，心筋炎，突然死といった深刻な合併症を起こす[11]．1997〜1998インフルエンザシーズンに集計された未発表データーによれば，15歳以下の小児人口650万当たり，45例のインフルエンザ死が報告されている．そのいずれもインフルエンザワクチンを受けていない．インフルエンザワクチンが任意接種である今，われわれにできることは，外来患者やマスコミに対しワクチンのメリットを繰り返し伝えることである．正しい事実を伝えることで意識レベルを高めることができ，ワクチンの接種率も上る[11]．図37に，われわれが外来で配布しているパンフレットを示した．御活用を願うものである．

文献

1) 渡辺　淳，武内可尚，冨井郁子，三田村敬子，菅谷憲夫，石田正年，根路銘国昭，大谷　明：保育園児におけるインフルエンザ罹患調査．厚生科学研究費（特別研究事業），インフルエンザの防遏に関する研究班報告集，昭和58年度

2) American Academy of Pediatrics: Influenza. in RED BOOK, p. 331, 1997

3) 武内可尚：インフルエンザワクチン（臨床の立場から）．臨床とウイルス 19：221-228，1991

4) 武内可尚：インフルエンザワクチン．小児科 37：1157-1165，1996

5) Hirota Y, Fedson DS and Kaji M: Japan lagging in influenza jabs.〔letter〕. Nature 380：18, 1996

6) ACIP: Prevention and control of influenza: part 1. vaccines. MMWR 43(RR 9): 1-13, 1994

7) 武内可尚：インフルエンザは手強い感染症である．Medical Briefs in Virus Infection 7(1): 1-4, 1994

8) 稲松孝思：高齢者のインフルエンザとその対策．日本医師会雑誌 120(7)：1044-1047，1998

9) Assaad F, Cockburn WC, and Sundaresan TK: Use of excess mortality from respiratory diseases in the study of influenza. Bull Wld Hlth Org 49: 219-233, 1973

10) ニューズ：インフルエンザの取扱いが焦点に．日本醫事新報 No. 3868：81，1998

11) 武内可尚：インフルエンザの重症合併症．小児科 39：125-138，1998

12) 武内可尚，池田　宏：川崎市保育園児保護者へのインフルエンザワクチンに対する意識調査．臨床とウイルス 22：165-167，1994

13) 渡辺　淳，武内可尚：インフルエンザ対策，保育園児への接種．INFECTION CONTROL 7：1414-1420，1998

（武内　可尚）

ワクチン

2. これからのインフルエンザワクチン

　現行のインフルエンザワクチンは，インフルエンザの発病阻止および病状軽減に一定の効果があるが，流行を阻止しインフルエンザを制圧する効果を持つワクチンではない．本稿では，これからのインフルエンザワクチンの開発動向について概説する．

A. 経鼻接種ワクチン

　インフルエンザの感染門戸は呼吸器でありウイルスの感染防御には気道粘膜にウイルス感染を阻止する免疫応答を誘導する必要がある．現行の不活化ワクチンは皮下接種により主として血中にウイルスの感染性を中和するIgG抗体を誘導する．この抗体の一部が気道の粘膜から浸出して気道上皮細胞でのウイルス増殖を抑制し，ある程度の防御効果をあらわすが，IgG抗体の気道粘膜への浸出は効率が悪いため高い血中抗体を誘導することが必要である．そこで，現行の不活化ワクチンの接種経路を経鼻接種に変更して粘膜免疫の主体であるIgA抗体を誘導し，より効果的に使用することが試みられている．経鼻接種ワクチンとしては生ワクチンも含まれるが別項で述べるので，ここでは不活化ワクチンを用いた経鼻接種ワクチンについて取り上げる．

　高濃度の現行ワクチンを経鼻接種した場合感染防御に働くIgA抗体が気道粘膜に誘導されることが報告されている[1]．しかし，通常量のワクチンでは弱い応答しか誘導せず，一定の効果を得るには数回の繰り返し接種が必要である．より効果を高めるためにコレラ毒素や大腸菌の易熱性毒素をアジュバントとして用いると，少ないワクチン量でも気道粘膜にウイルス特異的なIgA抗体を誘導してウイルス感染阻止に働くことがわかっている[2]．また，副反応も比較的低いためこのアジュバント併用経鼻ワクチンは，今後の進展が期待されている．現行ワクチンでは粘膜免疫を誘導することができず，このことが現行ワクチンでインフルエンザの感染阻止や流行を抑制できない大きな理由のひとつになっている．したがって，このアジュバント併用経鼻ワクチンは従来のワクチンの欠点を補いウイルス感染を阻止しうるワクチンとして有用であろう．しかし，微量とはいえ毒素に由来するアジュバントであるため，少数の臨床試験ではほとんど副反応は問題にならなかったようだが，ヒトに対する効果を詳細に調べるためにもその安全性が大きな課題であろう．現在，アジュバントとなる毒素に変異を導入して毒性のみを軽減させる研究や臨床試験を行なうための安全性の基準作りが進められている．

B. 培養細胞ワクチン

インフルエンザウイルスは変異速度が速く，ウイルスの表面蛋白である赤血球凝集素（HA）やノイラミニダーゼ（NA）の抗原性が流行の間に変化していくことはよく知られている．加えて，抗原性の変化はウイルスを増殖させる細胞の種類によっても起こる．現行のワクチンは，発育鶏卵を用いて流行ウイルスをワクチン株として増殖させたあと，精製，不活化して用いている．しかし，発育鶏卵で流行ウイルスを増殖させると，ウイルスが発育鶏卵に馴化する過程で元の抗原性が変化する場合がある．そこで，哺乳動物に由来する培養細胞でウイルスを増殖させると元のウイルスの抗原性が維持されることを利用し，培養細胞を用いた不活化ワクチンの開発が進められている．このワクチンの特長は，流行ウイルスとワクチンの抗原性の一致を容易にするだけではなく，製造工程をより無菌性の高い工程にすることが可能であり，卵に対してアレルギーを有する人に対しても発育鶏卵を用いた従来のワクチンより副反応の低い，より不純物の少ないワクチンの製造が期待できることである．また，インフルエンザの大流行（pandemic）の際には大量のワクチンを生産する必要があり従来の発育鶏卵を用いた生産方法では対応できないことが懸念されている．培養細胞によって生産されるワクチンは，大流行発生に対応できるワクチン候補の一つである．

C. ペプチドワクチン

インフルエンザウイルス感染の防御に関与する主要な抗原は HA で，抗体が認識する HA の立体構造上の位置についても詳しく解析されている．そのため特定の部位を合成したペプチドワクチンはワクチン開発が理論的に行なえるアプローチの一つである．通常，オリゴペプチドはそれ自体では，高い免疫原性がなく免疫応答を誘導するには，何らかのアジュバントが必要である．しかしながら，現時点ではヒトに使用することのできる有効なアジュバントはなく，ペプチドワクチンを開発する際には何らかの工夫が必要である．そこで，ペプチドの両側に，MHC（Major Histocompatibility Complex）分子との複合体形成に関与するアミノ酸を加えて，T 細胞に認識されるようにし，ヘルパーT 細胞応答や抗体産生を誘導するペプチドワクチンの開発が試みられている．実際に，この手法にしたがってインフルエンザウイルスに対して中和抗体を誘導するペプチドワクチンが作製された[3]．選ばれたエピトープは，10 年間流行ウイルスの間で保存されてきた領域であった．インフルエンザウイルスは抗原変異が激しいため，ペプチドワクチンでは多くのエピトープを含むカクテルを用意する必要性が考えられるが，このように比較的変異の少ない部位を選ぶことによってこのような問題は回避できるかもしれない．

CTL（Cytotoxic T Lymphocyte）は，感染の抑制には機能しないが感染細胞を排除することによって発症の抑制，感染からの回復に寄与すると考えられている．このような CTL エピトープについても詳細に解析されているので，T 細胞ペプチドワクチンの開発も将来可能になろ

う．理論的なアプローチが可能なワクチン開発ではあるが，ヒトへの応用を考えた場合，ヒトのMHC分子の多様性にどのように対応するのか，低い免疫原性，製造コストなどの問題を克服する必要がある．

D．生ワクチン

　生ワクチンは不活化ワクチンと異なり感染防御に重要な気道粘膜でIgA抗体を誘導でき，さらに細胞性免疫をも誘導するため不活化ワクチンよりも高い効果が期待される．これまでに温度感受性変異株，宿主域変異株，低温馴化株などがインフルエンザの生ワクチンとして検討されてきたが，アメリカでは，低温馴化株を用いた生ワクチンが臨床試験の最終段階を終えて認可に向けて動き出している．

　インフルエンザウイルスのゲノムは分節RNAで，異なるウイルス株を同時に細胞に感染させると，各分節間で交換が起こり遺伝子再集合体（reassortant）が生じる．低温馴化株を用いた生ワクチンは，この性質を利用して親株となる低温馴化株に流行ウイルスの表面抗原であるHAとNAの遺伝子を置き換えたウイルスを使用している．低温馴化弱毒生ワクチンを用いた臨床試験は，アメリカで広範に行なわれ有効性と安全性が示されたが，効果の程度は接種される対象者の年齢や免疫状態によって異なる．一般に，接種前に生ワクチンに対して抗体の存在しない接種者群では効果は高く，抗体の存在する接種者群では効果は低い．これは，抗体をあらかじめ有する接種者では，自然感染などで獲得した免疫が生ワクチンに対して感染阻止に機能し接種した生ワクチンが効果的に免疫応答を誘導できないためと考えられる．この特性は，生ワクチンに本質的に付随する問題で，接種対象によって，生ワクチンと不活化ワクチンの使い分けや組み合わせての使用が必要なのかもしれない．

　インフルエンザウイルスは，毎年のように抗原性を変化させているために，生ワクチンとして使用するウイルス株も流行しているウイルスの抗原性が変化するごとに作製する必要がある．一方，生ワクチンの弱毒性に関して，低温馴化株とその親株との塩基配列の比較などの検討はなされてはいるが，低温馴化株の弱毒化の機構についてはよくわかっていない．毎年，ワクチン株が変わるようなインフルエンザ特有の状況を考えると，生ワクチンに使用されている低温馴化株の弱毒性の基礎について明らかにしておくことは重要である．

　現行のインフルエンザワクチンは，冒頭に述べたようにインフルエンザの発病阻止および病状軽減に一定の効果があるが，流行を阻止しインフルエンザを制圧する効果を持つワクチンではない．そのため，欧米では高齢者やハイリスクの人を対象に主として個人防衛の観点からワクチン接種を推奨してきた．日本においては，長年社会防衛の観点からウイルス感染に対して感受性が高く流行の起点となる就学児童を対象に集団接種を行なってきたが，その効果が疑問視され，現在は個人のワクチン接種による利益の観点から，ワクチンの接種は推奨されている．生ワクチンは，その特性から不活化ワクチンより感染防御や流行阻止に対して高い効果が期待できる．ロシアで行なわれた野外試験では，ワクチン接種を受けていない人に対する間接的効

果，いわゆる集団防衛効果が調べられ，一定の効果が認められている．アメリカにおいても，個人のワクチン接種の利益以外に，その地域に属する人に対する集団防衛効果についての野外試験が開始されるようである．それらの評価は慎重に検討する必要があるが，インフルエンザ制圧の戦略を考える際に示唆を与えるものとして興味深い．また，生ワクチンの利点の一つに，その生産コストと大量生産が不活化ワクチンよりも容易であることがあげられる．

E．組み換えワクチン

組み換えDNA技術を用いて主要な感染防御抗原であるHAを生産する試みはさまざまな宿主ベクター系で試みられてきた．HAは，糖鎖を含む膜蛋白であるために大腸菌などでは効率に生産することはできなかったが，真核細胞を利用したいくつかの宿主ベクター系で効率に発現することが可能である．特に，昆虫細胞とバキュロウイルスを利用して生産したHAが，従来の不活化ワクチンと比較して同程度の効果があることがわかっている[4]．また，ワクチニアウイルスなどのウイルスベクターを利用した組み換え生ワクチンもさまざまなものが開発研究されたが，主としてその安全性の問題から実用化に至っていない．最近になって，インフルエンザウイルスのゲノムに遺伝子操作を加える技術が開発されて，弱毒化の変異を自由にウイルスに導入することが可能になり，生ワクチン開発に大きな技術的進展があった[5]．

F．DNAワクチン

DNAワクチンは，感染防御に関わる遺伝子を発現するプラスミドDNAを接種することによって免疫を賦与する新しいタイプのワクチンである．このワクチンの特長は，生ワクチンと同様に液性免疫と細胞性免疫の両方の防御免疫を宿主に対して賦与することができるだけでなく，生ワクチンとは異なりワクチンとして使用した病原体の弱毒性や病原性の復帰などの問題がない点である．また，製造方法の単純さや製造コストの低さなども大きな特長の一つである．インフルエンザに対してもDNAワクチンの開発は進められており，HAやウイルス核蛋白のNPなどを発現するDNAワクチンが開発され動物実験では有望な成績が得られている[6]．インフルエンザワクチンの場合，特にウイルスの抗原性が変化するため繰り返して類似の抗原性を有するワクチンの接種が必要とされるが，DNAワクチンは生ワクチンとは異なり初回接種の際に獲得した免疫による次回以降のワクチンの効果に与える影響は少ないと考えられる．このように，理想的なワクチンの特性の多くを備えているDNAワクチンだが，その安全性については課題も多い．まず，接種したプラスミドDNAの宿主染色体DNAへの組込みの可能性と，その結果として起こりうる細胞癌化などの危険性について検討する必要がある．また，接種にともなうDNAに対する自己免疫応答の有無および炎症反応，免疫寛容などの生じる可能性についても検討すべきである．

G．H5ワクチンの動向

　1997年5月に香港で最初の感染者が出現した新型インフルエンザA/H5N1ウイルスによる流行で，その年の終わりまでに18人の感染者が発生しそのうち6人が死亡した．このため，ワクチン製造の準備としてワクチン株の選定・開発が進められた．

　新型インフルエンザ対策として使用するワクチンは当面の間，現行の不活化ワクチンを使用することになっており，それに従ってワクチン製造の準備は行なわれた．

　今回の新型ウイルスはヒトに対して病原性が高く，またニワトリに対しても強毒性で発育鶏卵を早期に致死させワクチン製造効率に問題があり，通常のように流行ウイルスをワクチン株とすることができなかった．それに変わるワクチン株の選択として2つの戦略が考えられた．

　第一には，流行ウイルスと抗原的に類似している弱毒性のウイルスを検索することであった．わが国では北海道大学の喜田宏教授らによって過去に分離されたH5ウイルスの抗原性が解析され候補株の検索が行なわれた[7]．米国のCDC(疾病管理センター)でも同様の検索が進められワクチン候補株を見出している．

　第二の戦略としては，リバースジェネティクスの手法を用いてウイルスゲノムに遺伝子操作を加えて強毒性である流行ウイルスの病原性を弱毒化してワクチン株を作製することであった．弱毒化のために，ニワトリでの病原性に重要な役割を果たしているHAの解裂活性化部位を強毒型から弱毒型に改変した．

　わが国では，金沢大学の榎並正芳助教授の協力を得て国立感染症研究所を中心に，この手法によるワクチン株の開発が行なわれ，ワクチン候補株の作製に成功した．また，米国でも同様の手法を用いてワクチン株の開発に成功している[8]．わが国のワクチン候補株は，ヒトへの感染性を可能な限り低下させることを目的として，トリの弱毒性ウイルスに改変したHA遺伝子を導入して作製した．一方，米国の候補株は，本来弱毒生ワクチンとしての使用を目的としてヒトの弱毒生ワクチン株に改変したHA遺伝子を導入したウイルスである．ヒトへの感染性を考慮すると，わが国のワクチン候補株の方が安全性の面では高いといえる．この候補株を用いて1998年末に試作ワクチンを作製した．1999年度中に前臨床試験を行なった後に，第1相臨床試験に準じた試験を実施し安全性と有効性を検討する計画になっている．今回の事件は新型インフルエンザ対策でのワクチン製造に関する準備のためのいくつかの課題を明確にする良い機会となった．

まとめ

　将来のインフルエンザワクチンの開発状況について個別に述べたが，それぞれのワクチンが目指している目標は，少しずつ異なるように思える．当面の課題を解決することに重点を置いたワクチンや，大流行に対する対策として有効と思われるワクチンなどがあり，このことはインフルエンザワクチン開発の困難さの一面を反映しているのかもしれない．ともあれ，ワクチンがインフルエンザ対策に欠かすことができない重要な役割をはたしていることは，将来も変わらないであろう．

文 献

1) Kuno-Sakai H, et al.: Developments in mucosal influenza virus vaccines. Vaccine **12**: 1303-1310, 1994

2) Hashigucci K, et al.: Antibody responses in volunteers induced by nasal influenza vaccine combined with Escherichia coli heat-labile enterotoxin B subunit containing a trace amount of the holotoxin. Vaccine **14**: 113-119, 1996

3) Naruse H, et al.: A potential peptide vaccine against two different strains of influenza virus isolated at intervals of about 10 years. Proc Natl Acad Sci USA **91**: 9588-9592, 1994

4) Powers DC, et al.: Influenza A virus vaccines containing purified recombinant H3 hemagglutinin are well tolerated and induce protective immune responses in healthy adults. J Infect Dis **171**: 1595-1599, 1995

5) Subbarao EK, et al.: Sequential addition of temperature-sensitive missense mutations into the PB2 gene of influenza A transfectant viruses can effect an increase in temperature sensitivity and attenuation and permits the rational design of a genetically engineered live influenza A virus vaccine. J Virol **69**: 5969-5977, 1995

6) Donnelly JJ, et al.: Preclinical efficacy of a prototype DNA vaccine: enhanced protection against antigenic drift in influenza virus. Nature Med **6**: 583-587, 1995

7) Takada A, et al.: A virulent avian influenza virus as a vaccine strain against a potential human pandemic. J Virol **73**: 8303-8307, 1999

8) Li S, et al.: Recombinant influenza A virus vaccines for the pathogenic human A/Hong Kong/97 (H5N1) viruses. J Infect Dis **179**: 1132-1138, 1999

〈板村　繁之〉

ワクチン

3. インフルエンザワクチンの評価と適応

　平成6年（1994）に予防接種法が改正されるまで，幼稚園や学校などで広範にインフルエンザの予防接種が行なわれていた．その間の考え方としては，①学校などの集団が地域におけるインフルエンザ流行の増幅の場になるという，社会防衛の観点に立っていたこと，②ワクチンの有効性に関する懐疑論が，一般国民はもとより医療関係者の間にも広まったこと，③学校集団での接種率が低下するとワクチンの需要も減少したこと，すなわち高齢者などハイリスク者への接種という考え方が皆無であったこと，④インフルエンザが重要疾病であるという認識が希薄であったこと，があげられる[1,2]．

　一方欧米諸国においては，①インフルエンザはハイリスク者において重篤な合併症や死亡をともなう重要疾病である，②インフルエンザ対策は公衆衛生上の最重要課題の一つであり，その目的はハイリスク者における重篤な合併症や死亡を予防することである，③ワクチンの有効性は確立しており，ハイリスク者における合併症や死亡を予防するためのもっとも有効な手段である，④予防接種がもっとも必要とされる対象はハイリスク者，およびハイリスク者への感染源となりえる者である，との認識が定着している[1,3]．

　このような考え方の違いはワクチンの普及状況に大きな差をもたらしている．図38はワクチン配布用量（1 dose＝0.5 ml）を人口1,000人当たりで表し，その経年変化を日米で比較したものである[2]．米国では1993年から65歳以上の高齢者への接種費用をMedicareで負担することとなり，近年のインフルエンザワクチン接種の普及はめざましい．そして65歳以上人口の接種率は1997年には66％に達している[4]．

　これらインフルエンザ予防接種への対応において，日本のみに認める特殊な状況の理解に資するため，本稿ではインフルエンザワクチンの有効性に関わる論点を整理する．

A．ワクチン有効性の評価

1．感染防止

　現行の不活化ワクチンの製造体制は1950年代の後半にほぼ整備され，予防接種の普及が図られた．ところがインフルエンザは，上気道におけるウイルスの第一次増殖が直接発病に結び付くという特有の感染病理を示す．したがって，血中抗体は上昇させるが局所抗体産生にはあまり関与しないインフルエンザワクチンの場合，感染防止効果は期待できないという批判が生じ

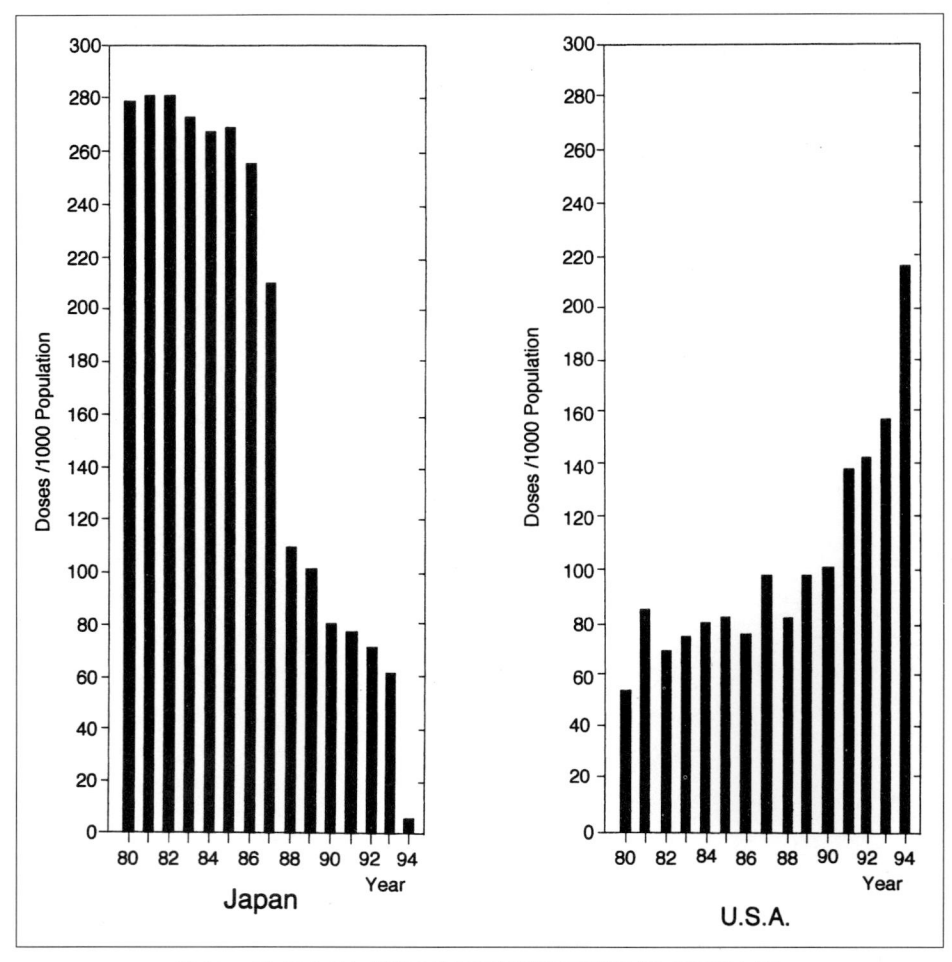

図38 インフルエンザワクチン配布用量の日米比較（文献[2]より）

た．
　このような批判を克服するため，1960年代および1970年代の研究は，主として接種群と非接種群の間で感染（ペア血清におけるHI価4倍以上の上昇）の頻度を比較するという手法で行なわれた．無作為化比較対照試験も行なわれ[5]，ワクチンによる感染防止効果が証明されたが，この効果もまた批判を受けることになる．すなわち，ワクチン接種によって抗体価が上昇するため，その後の感染で抗体価が上がりにくいという，"law of initial value"[6]，"negative feedback"[7]，日本語では"抗体応答の頭打ち"と呼ばれる現象が生ずる．このため抗体価の上昇のみでは感染を見逃してしまい（masking effect）ワクチンの有効性をoverestimateする，というものである．

2．発病防止
　そこで1980年代からは発病防止効果を証明することが研究の中心となった．ただし，集団中でインフルエンザウイルス感染症を特定することは困難なため，インフルエンザ様疾患（influenza

表22 インフルエンザ予防接種の効果

対象	結果指標	相対危険	有効率（%）
65歳未満健常者	発病	0.1〜0.3	70〜90
一般高齢者	肺炎・インフルエンザ入院	0.3〜0.7	30〜70
老人施設入所者	発病	0.6〜0.7	30〜40
〃	肺炎・インフルエンザ入院	0.4〜0.5	50〜60
〃	死亡	0.2	80

（文献[3]より廣田作表）

-like illness：ILI）の頻度を測定することになる．この場合測定結果は常に非インフルエンザ（インフルエンザ以外のカゼ）によって稀釈を受けるので，ワクチン有効性はunderestimateされることになる．したがって非インフルエンザをできるだけ除外して結果の稀釈を最小限にとどめることが研究の最重要ポイントになる．具体的には，① 観察期間を調査対象集団の最流行期に一致させる，② 厳しい疾病定義（strict criteria）を適用する，③ 流行規模がある程度大きいシーズンに調査する，という3項目が必須要件となる[8]．

最流行期間は学校の場合1〜1.5ヵ月，老人施設などでは2〜3週間が一般的である．ILIの定義としては，「流行期間中に〔（鼻汁，咽頭痛 and/or 咳）plus 発熱〕を呈した者」といったように，呼吸器症状と発熱を組み合わせたものが多い[9〜12]．これは ① 調査対象集団の最流行期で，インフルエンザウイルスへの暴露機会が多いこと，② 呼吸器感染症以外の発熱性疾患をできる限り除外すること，を目的としている．また発熱に関しては38℃以上，39℃以上など高いcut-off値を設定することにより，ILIをインフルエンザウイルス感染症にできる限り近づける，といった努力が払われている．

3．有効性

米国予防接種諮問委員会（US-ACIP）は現行不活化ワクチンの有効性を表22のように要約している[3]．有効性を相対危険（非接種者のリスクを1としたときの接種者のリスク）でみると，65歳未満の健常者では，予防接種は発病リスクを0.1〜0.3に減少させる（有効率70〜90%）．高齢というハイリスク状態にあり，かつウイルスへの暴露が生じやすい施設入所の高齢者では，発病リスクの減少は0.6〜0.7に留まるが（有効率30〜40%），肺炎やインフルエンザによって入院するリスクを0.4〜0.5に（有効率50〜60%），死亡のリスクを0.2に減ずる（有効率80%）．

従来，予防接種の効果はもっぱら有効率で表されてきたが，近年の主要な研究報告では相対危険（relative risk：RR）が用いられるようになっている．この相対危険と有効率の関係を理解しやすいように，接種群と非接種群の発病率が0.3対1（たとえば6%対20%など）であることを仮定した状況を図39に示す．この図からわかるように「有効率70%，〔（20%−6%）/20%〕」という表現は「非接種で発病したヒトの70%は，接種を受けていれば発病が避けられた」という意味である．しかし多くの医療関係者の間でさえ「100人の接種者のうち70人が発病しない」という意味に誤解されている．とくにわが国ではカゼとインフルエンザが混同されており，ま

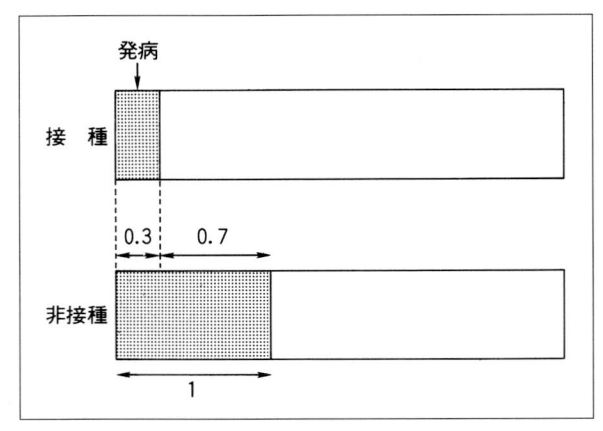

図 39 ワクチンの有効率と相対危険（廣田原図）

たカゼのシーズンにはほとんどのヒト（70〜80％くらい[12,13]）がカゼ症状を経験することから，「インフルエンザワクチンの接種を受けたけれどカゼをひいた」という誤解に結び付きやすい．一方相対危険（6％/20％）は「インフルエンザワクチンは発病リスクを0.3に下げる」と表現されるように，きわめて解釈しやすい指標である．

このワクチン有効率に関する誤解は，わが国において深刻な影響をもたらした．かつて学校の場で集団接種を実施していた時期，たとえば550人の生徒がいる学校では，接種者500人，非接種者50人といった状況であった．前記の発病率（図39）によると，接種者のうち30人（500×0.06），非接種者のうち10人（50×0.2）の発病者が生じることになる．養護教諭の方々や診療所の医師がそのような発病者（患者）のみを観察した場合，「40人の発病者（患者）のうち30人，実に75％がワクチン接種を受けていた」という実態をもとに，「ワクチンは無効である」と錯覚したのである．

4．測定結果の誤分類

研究の方法論に関する詳細は他の報告に譲るが[8]，わが国でこれまでに報告された調査の多くが，方法論上の不備を有しているようである．それらの調査では，結果指標として"カゼの季節"に"カゼ"，"重度のカゼ"，あるいは"カゼによる欠席"などを測定している．そのため接種群と非接種群との間で比較する結果指標がインフルエンザ以外のカゼで大きく稀釈されており，この誤分類のためにワクチンの有効性を検出できなかったと思われるものが多い[14]．

測定結果の誤分類を示す好例として，Govaertらは地域の高齢者を対象に，疾病定義（結果指標）別・観察期間別に検出されたワクチン有効性の度合いを報告している（表23）[15]．疾病定義としては，①血清学的インフルエンザ（感染），②家庭医診断インフルエンザ様疾患，自己報告インフルエンザ様疾患〔③オランダのサーベイランス定点（DSS）の定義，および④プライマリケア用健康障害国際分類（ICHPPC）の定義〕を用いている．全流行期間（5ヵ月間）について観察すると，相対危険（RR）は各々0.50，0.53，0.69，0.83となり，定義が緩くなるほど検出した効果は小さくなっている．またICHPPCによる自己報告インフルエンザ様疾患につ

表23 インフルエンザの異なる定義および異なる観察期間によるワクチン効果の検出

疾患定義	相対危険（95％信頼区間）	
	全流行期間[a]	最流行期間[b]
① 血清診断	0.50 (0.35〜0.61)	0.39 (0.22〜0.68)
② 家庭医診断	0.53 (0.39〜0.73)	0.40 (0.19〜0.87)
③ 自己報告（DSS）[c]	0.69 (0.50〜0.87)	0.41 (0.21〜0.61)
④ 自己報告（ICHPPC）[d]	0.83 (0.65〜1.05)	0.74 (0.24〜1.00)
①＋[②，③ and/or ④]	0.42 (0.23〜0.74)	

a) 5ヵ月間　b) 10週間
c) Dutch Sentinel Station
d) International Classification of Health Problems in Primary Care

（文献[15]より一部改変して廣田作表）

いて得られたRRは有意な低下を示していない．一方，最流行期間（10週間）に観察を限定すると，RRは0.39, 0.40, 0.41, 0.74となり，すべての疾病定義で全流行期間の観察より高い有効性を検出している．またICHPPC自己報告インフルエンザ様疾患についても，RRは有意な低下を示している．全流行期間の観察では，血清診断と臨床症状を組み合わせた疾病定義を用いたときにRRは0.42となり，最大のワクチン効果を検出している．これらはインフルエンザワクチン有効性の評価において，観察期間の設定と測定する結果指標の定義がいかに大きな影響を及ぼすかを明瞭に示している．

B．インフルエンザワクチンの適応

1．接種対象者

前記US-ACIPが勧告する接種対象者リストを表24に示す[3]．接種を積極的に行なうべき対象者を「Ⅰ．特別接種計画の対象グループ」に位置づけている．この中では，高齢者をはじめとするハイリスク者への接種を特に強調しているが，同時にハイリスク者への伝播防止のため，医療従事者らも接種対象に含めている．わが国ではほとんどの医療従事者は予防接種に無関心であり，接種を受けるにしてもその主たる目的は患者からの伝播防止である．なおハイリスク者への伝播防止のため健常児童への接種も記されているが，この点に関しては「ハイリスク者の保護という理由によって児童に接種を行なうことが正当化されるのか」あるいは「自然感染によって長期にわたる強力な免疫を獲得する機会を予防接種が奪ってしまうのではないか」という否定的見解があるのも事実である[16,17]．

2．普及状況

表25に現在著者らが参加して実施中のESWI（European Scientific Working Group on Influenza）による，インフルエンザワクチン普及状況に関する22ヵ国共同研究の結果（1995）

表24 米国予防接種諮問委員会（US-ACIP）におけるインフルエンザ予防接種に関する勧告（1999年）

Ⅰ．特別接種計画の対象グループ
　1）合併症を起こしやすいハイリスク・グループ
　　・65歳以上の者
　　・老人施設入所者，慢性疾患療養施設入所者
　　・呼吸器系・循環器系の慢性疾患を有する者（気管支喘息の小児を含む）
　　・慢性代謝性疾患（糖尿病を含む），腎機能異常，異常血色素症（hemoglobinopathy），および免疫低下状態（医療に起因する者を含む）により，過去1年間に定期の追跡検査や入院を要した者
　　・長期のアスピリン投与を受けている6ヵ月〜18歳の者（ライ症候群との関連で）
　　・妊娠第2三半期以降（14週0日から分娩まで）にインフルエンザシーズンを迎える妊婦
　2）ハイリスク者にインフルエンザを伝播する者
　　・医療施設の医師，看護婦，およびその他の医療従事者
　　・老人施設や慢性疾患療養施設の従業員
　　・ハイリスク者の在宅看（介）護に従事する，看護婦やボランティアなど
　　・ハイリスク者の同居家族（子供を含む）
Ⅱ．そ　の　他
　1）HIV感染者
　2）授乳中の婦人
　3）海外への旅行者
　　熱帯（1年中）および南半球（4〜9月）への旅行者（特にハイリスク者）
　4）一般人
　　接種希望者，地域にとって必須な活動に従事する者，学生，共同生活をしている者（寮など），など

（文献[3]より廣田作表）

を示す[18,19]．人口1,000人当たりのワクチン配布用量は，日本は米国の1/30，韓国と比べても1/10以下である．予防接種対象者に関する国レベルでの勧告（official national recommendation）の有無をみると，高齢者については16ヵ国が勧告している．呼吸器系・循環器系の慢性疾患など基礎疾患を有する者については21ヵ国（日本を除くすべて），老人施設入所者については17ヵ国が勧告している．また保健医療従事者をも対象者リストに含めている国は10ヵ国に及んでいる．

　この調査以降，イギリスでは1998年に75歳以上の高齢者を追加勧告している．また日本では，1997年1月に，65歳以上の高齢者と上記基礎疾患を有する者に対するワクチン接種，および社会福祉施設（児童を対象とする施設を除く）の入所者への接種とその費用負担について，厚生省より都道府県・指定都市宛に通知が出されている．

まとめ

　英語圏では"flu"と"cold"という言葉があり，「fluはひどいcoldではない」という認識のもとに，インフルエンザ対策の重要性を国民一人一人に浸透させる努力が行なわれている[20]．一方日本では「インフルエンザはカゼの一型」としてとらえられており，カゼがあまりにも身近な疾患（群）名であるために，一般大衆のみならず医療関係者においてもインフルエンザの重要性が十分には認識されていない．またこのカゼとインフルエンザの混同が，ワクチン有効性の調査において実施する研究者のみならず，結果を評価する研究者をも混乱に導き，ワクチンの有効性を否定的にとらえるという不幸な事態に陥ったといえよう[14]．

　現在諸外国では，「ハイリスク者にインフルエンザワクチンの接種を勧めることは医師の義務

表 25 先進 22 ヵ月におけるインフルエンザ予防接種対象者についての勧告の有無と費用負担 (1995 年)

国	ワクチン配布用量 (人口千対)	接種対象				国または社会保険による費用負担
		高齢者 (≧65)	基礎疾患 有 (a)	老人施設 入所者	保健医療 従事者	
米国	239	○	○	○	○	○(b)
スペイン	170	○	○	○	—	○
カナダ	150	○	○	○	○	○
アイスランド	148	○(c)	○	○	○	—
イタリア	136	○	○	—	○	○
フランス	119	○(d)	○	○	—	○
オーストラリア	117	○	○	○	—	○
オランダ	114	—	○	—	—	○
ポルトガル	110	○	○	○	—	○
ベルギー	105	○(c)	○	○	—	○
ノルウェー	105	○	○	○	—	○
イギリス	102	—	○	—	—	○
フィンランド	96	—	○	—	—	○
韓国	95	○	○	○	○	—
ドイツ	80	○	○	○	○	○
スイス	64	○	○	○	○	—
ニュージーランド	64	○	○	○	○	—
スウェーデン	63	—	○	—	—	—
デンマーク	56	—	○	○	—	—
オーストリア	54	○	○	○	○	—
アイルランド	48	○	○	○	—	—
日本	8	—	—	—	—	—

(a) 呼吸器系・循環器系慢性疾患, 慢性代謝性疾患, 免疫低下状態など
(b) 1993 年より高齢者の接種を Medicare で負担
(c) 60 歳以上
(d) 70 歳以上

(文献[18,19]より廣田作表)

である」とまでいわれる状況になっている．科学的知見に基づいた高水準の議論が展開されることを期待したい．

文献

1) 廣田良夫：インフルエンザ対策の国際動向：pandemic と予防接種．日本公衛誌, 43；946-953, 1996

2) Hirota Y, Fedson DS, and Kaji M：Japan lagging in influenza jabs. Nature, 380 (6569)；18, 1996

3) Center for Disease Control and Prevention：Prevention and control of influenza：part 1, Vaccines-recommendation of the Advisory Committee on Immunization Practices (ACIP). MMWR, 48 (RR-04)：1-28, 1999

4) Center for Disease Control and Prevention：Influenza and pneumococcal vaccination levels among adults aged＞65 years-United States, 1997. MMWR, 47：797-821, 1998

5) Sugiura A, Yanagawa H, Enomoto C, et al.：A field trial for evaluation of the prophylactic

effect of influenza vaccine containing inactivated A 2/Hong Kong and B influenza viruses. J. Infect Dis, 122：472-478, 1970

6) Voth DW, Feldman HA, Steinschneider A：Comparative responses of elderly persons to aqueous and depot influenza vaccine. Arch. Environ. Hlth., 13：576-585, 1966

7) Hobson D, Baker FA, Curry RL：Effects of influenza vaccines in stimulating antibody in volunteers with prior immunity. Lancet, 2：155-156, 1973

8) 廣田良夫, 加地正郎：インフルエンザ疫学研究の原理と方法：特にワクチン有効性の評価との関連で. 感染症誌, 68：1293-1305, 1994

9) Patriarca PA, Weber JA, Parker RA, et al.：Efficacy of influenza vaccine in nursing homes：Reduction in illness and complications during an influenza A (H 3 N 2) epidemic. JAMA, 253：1136-1139, 1985

10) Mast EE, Harman MW, Gravenstein S, et al.：Emergence and possible transmission of amantadine-resistant viruses during nursing home outbreaks on influenza A (H 3 N 2). Am. J. Epidemiol., 134：988-997, 1991

11) Foster DA, Talsma A, Furumoto-Dawson A, et al.：Influenza vaccine effectiveness in preventing hospitalization for pneumonia in the elderly. Am. J. Epidemiol., 136：296-307, 1992

12) Hirota Y, Takeshita S, Ide S, et al.：Various factors associated with the manifestation of influenza-like illness. Int. J. Epidemiol., 21：574-578, 1992

13) Hirota Y, Kaji M, Ide S, et al.：Antibody efficacy as a keen index to evaluate influenza vaccine effectiveness. Vaccine, 15：962-967, 1997

14) Hirota Y, Kaji M：Scepticism about influenza vaccine efficacy in Japan. Lancet, 344：408-409, 1994

15) Govaert Th ME, Thijs CT MCN, Masurel N, et al.：The efficacy of influenza vaccination in elderly individuals. A randomized double-blind placebo controlled trial. JAMA, 272：1661-1665, 1994

16) Imperato PJ：A perspective on influenza control. Lancet, 1：728-730, 1986

17) Gill PW, Cunnigham AL, Murphy AM；Should healthy children be vaccinated against influenza? Lancet, 1：1440-1441, 1987

18) Fedson DS, Hannoun C, Leese J, et al.：Influenza vaccination in 18 developed countries, 1980-1992. Vaccine, 13：623-627, 1995

19) Fedson DS, Hirota Y, Shin HK, et al.：Influenza vaccination in 22 developed countries：an update to 1995. Vaccine, 15：1506-1511, 1997

20) UK Department of Health：What should I do about flu? H 34/016/502 3 RP 100 k Jan' 97 (08), 1997

(廣田　良夫)

トピックス

1. 香港におけるトリ型インフルエンザの発生

A. 変化するA型インフルエンザウイルス

　A型インフルエンザは数年から数十年単位で姿（抗原）を変え，そのつどヒトの社会に大流行をもたらしている（不連続抗原変異＝antigenic shift）．今世紀に入り1918年からのスペインかぜ（H1N1）は39年間，1957年からはアジアかぜ（H2N2）は11年続いた．その後1968年に香港かぜ（H3N2），ついで1977年からはソ連かぜ（H1N1）がこれに加わり，現在はH3N2とH1N1の2種類のA型，およびB型を含んだ3種類のインフルエンザウイルスが，世界で共通した流行株となっている．なお，このアジア型（H2N2）と香港型（H3N2）の2つのインフルエンザウイルスの流行は，いずれも中国南部に端を発し，香港を経て世界中に広がったとされている．

　新型のインフルエンザウイルスが出現すると，人々は当然過去にこのウイルスの感染を受けたことがないため抗体もなく，一時に新しいウイルスの感染を受ける人が多くなり大流行となる．しかも現在では交通の発達，人口の増加・集中，生活様式など過去の流行時とは比べようもない著しい変化を遂げており，新型ウイルスが出現した際にはこれまでにない大流行の発生と，それにともなう健康被害の増大，そして社会生活に大きな影響がもたらされることが懸念されている．

B. 新型インフルエンザ出現の機序——トリ型インフルエンザへの注目

　A型インフルエンザウイルスの宿主はヒトに限らず，トリ・ブタ・ウマ・アザラシ・ミンクなどでの感染が確認されている．ヒトのインフルエンザウイルスの抗原変化の機序として，トリの間で感染し維持されていたトリ型インフルエンザウイルスがブタに感染し，ブタの体内でヒトのインフルエンザウイルスとの間に遺伝子の交雑が起こり，その結果トリ由来の新型ウイルスがヒトの世界に出現してくる，という説が有力である．あるいはトリ型のウイルスが，最小限の突然変異によってヒトの世界に直接侵入してくる可能性も，否定されているわけではない．これらの点でトリ型インフルエンザの動向は，ヒトとの関わりで注目されているところである．

C. 香港において死亡した小児から
　　トリ型インフルエンザウイルス（H5）の分離——1997年5月～

　1997年5月に肺炎およびライ症候群を呈して死亡した3歳の小児から，トリ型インフルエンザであるインフルエンザA/H5N1が分離されたことが，同年8月に明らかになった．H5N1はトリのインフルエンザウイルスとして知られているが，ヒトから分離されたのはこの小児例が歴史上初めてであり，ヒトでの新型インフルエンザウイルス出現のきっかけの可能性ありとして，世界中のインフルエンザ関係者たちは注目した．そして香港政府は，トリ型インフルエンザウイルス（以下H5）感染のサーベイランスを強化した．その後発生はしばらくみられなかったが，第1例から約6ヵ月後の1997年11月，かぜ症状をあらわした先天性心疾患を有する2歳の幼児から再びH5が分離され，続いて11月末に，13歳，54歳の肺炎患者からもそれぞれH5が分離されたことが12月に明らかとなり，世界中が緊張した．なお2歳と13歳の患者は回復，54歳の患者は死亡した．

D. 香港政府・アメリカCDCの協力による疫学調査

　香港政府は，アメリカCDCの協力を得てH5サーベイランス体制をさらに強固にするとともに，患者周辺の疫学調査を行ない，また分離ウイルスの詳細なウイルス学的解析を行なった．
　12月に入るとH5感染者は増加，12月27日には確定11例（うち死亡3例），疑い9例（うち死亡1例）となった．なお確定はH5ウイルスの分離同定をもってなされ，疑いはおもにインフルエンザA抗原の検出をもってなされた．同日，第1症例周辺に関する血清疫学的成績の途中経過がCDCより発表された．それによれば，第1例目の患者周辺の人々より得られた検体502例のうち，9例がH5抗体陽性であった．陽性例はすべてニワトリを扱う業者や患者と接触のあった者，あるいは病院の検査室勤務者などで，患者と接触のない対照群の419例は全例H5陰性であった．また患者の家族4名，養豚業者18名もH5陰性であった．さらに分離されたH5ウイルスの遺伝子解析の結果は，8本のインフルエンザウイルスの遺伝子はすべてトリ由来のものであり，ヒトのインフルエンザウイルスとの間で遺伝子が再構成されたという証拠はないという成績が発表された（詳細は後日Science誌上に発表された[1]）．この結果，ヒト→ヒト感染の可能性は否定されないままではあるが，患者の家族や患者と接触した人の抗体陽性率が低かったことは，ヒト→ヒト感染があったとしてもその伝染力は低く，今回のH5の感染伝播様式はおもにトリ→ヒトの伝播であることを示唆している，と結論づけられた（詳細は後日MMWRに発表された[2]）．
　さらに，養鶏場のニワトリからH5ウイルスが分離されたこと，養鶏場のニワトリの突然死例がみられたことなどにより，香港政府はトリ→ヒト感染を断ち切るため，それらのトリの供給先である中国本土からのニワトリの輸入停止，香港内のすべての養鶏場および市場にあるニワトリ約160万羽の殺処分を決定し12月29日から実行した．なお香港での鳥肉の供給は，その

ほとんどがパック入りの鳥肉として売られている日本とだいぶ異なっており，マーケットでは生きたままのニワトリが籠の中に大量に入れられており，消費者はそこで処分された肉を買うか，あるいはニワトリそのものを買って自身で自宅（あるいは料理店など）で食用に処分している．

E．WHOチームの中国広東省への訪問

インフルエンザウイルスの広がりに関係が深いとされ，また大量のニワトリが香港に輸出されている中国広東省におけるH5の状況を調査のため，1998年1月16～22日，WHO・中国・香港・アメリカ・日本の専門家で構成されたWHOインフルエンザチームが，中国側の協力を得て広東省を訪問した．同地区には，ヒトにおけるH5感染はなかったこと，1994年より行なわれている養鶏場などでのトリ型インフルエンザの検査ではこれまでにH5感染の根拠はみられていないことなどをWHOは確認し，今後さらにH5サーベイランスを強化することを強調した．香港ではニワトリの殺処分以降H5感染の新たな発生はみられておらず，以上の調査を受けて香港は中国本土からのニワトリの輸入を2月7日より再開することを明らかにした．なおWHOは，他の国々における中国（含，香港）からのニワトリおよびニワトリ関連産物の禁輸には，公衆衛生上の理由がないことも強調した．

F．その後のH5感染者の動向

香港では合計18人の患者がH5感染者として確認されており，うち死亡は6人であった．最後の患者の発症はニワトリの殺処分開始直前の1997年12月28日であり，その後は現在に至るまで世界のどこからもH5感染者は報告されていない．しかし，1997年4月には別のトリ型インフルエンザウイルスであるH9N2のヒトでの感染例（軽症），1999年10月にはブタ由来のH3N2のヒトでの感染例（軽症）などが確認されており，新型インフルエンザウイルス出現に対する対策の意味も含め，インフルエンザサーベイランスを国際的レベルで強化をしていく必要がある．

G．H5ワクチンの開発

新型インフルエンザに対する積極的予防対策としてはワクチンが唯一のものであり，今回香港で発生したH5感染から新型ウイルスワクチン開発の可能性があるかどうかは，世界の注目するところであった．ワクチンの開発にまず必要なものは病原となる物質そのものであり，今回ウイルスが分離されたことでまずこれを増殖することが行なわれた．次に，H5ウイルスはトリ

に対して非常に強い毒性があり，これを適切に弱毒化することに力が注がれた．

　日本は香港で直接ウイルスの分与を受け，国立感染症研究所（感染研）でこれを増殖させ，金沢医科大学，北海道大学の協力のもとに遺伝子組み換え技術により H5 ウイルスの弱毒化に成功し，ワクチン候補株を得ることができた．アメリカでは，組み換えバキュロウイルスで H5 ウイルスの HA 蛋白を発現させるなどの方法でやはりワクチン開発に成功し，第 1 相試験を行なっている．

H．香港で H5 発生した後の日本の関わり

　わが国には WHO が地球的規模で行なうインフルエンザ対策へ貢献するための WHO 協力センターがあること（センター長：感染研・根路銘国昭室長），国内での対応のためにも詳細な情報収集が必要なこと，診断方法開発のための国際協力を行なうこと，ワクチンの開発を行なうことなど，国内・国際両側面からの必要性から，厚生省は独自にあるいは WHO の要請に応じるなどの形で，香港その他へ日本人専門家を派遣した．正確な H5 情報の現地での収集は国内での対応に貢献することができ，また H5 ワクチン開発に成功したことは今後国際的にも大きく貢献ができることになろう．残念ながら，わが国にはこのような感染症の発生（outbreak）にあたってアメリカ CDC のように積極的な疫学調査をただちに十分実施できるだけの状況には至ってはいないが，平成 11 年 9 月より国立感染症研究所においてこれらの積極的疫学的調査を可能にするための人材養成コース（2 年間）が開始されている．

I．Dr. Margret Chan（香港衛生署署長）によるまとめ

　1998 年 3 月アメリカ，アトランタで新興感染症国際会議が開かれ，H5 インフルエンザに関する特別セッションが設けられ，香港での経験が各方面から発表された[3]．その座長を務めた Dr. M. Chan は，そのセッションを次のようにまとめた．

> 　幸い香港にはニワトリの殺処分にともなう諸問題解決のための予算は確保できたが，本質的には金の問題ではなく国民が H5 対策を強く求めたためにできたことである．しかし，もはやインフルエンザは一国で解決できる問題ではなくなっており，地球規模での新興再興感染症のなかでもことに重要度の高い項目である．そして感染症の動向についての情報は，国内でも国際間でもオープンであるべきである．感染症対策には，質のよいサーベイランスシステム，診断のための質の高い実験室，国際協力，基礎的研究の継続，などが存在することが重要である．

文　献

1) Subbarao K, et al.：Science 279：324, 1998
2) CDC：MMWR 46：53, 1998

3）International Conference on Emerging Infectious Diseases, March 8-11, Atlanta, Ga, USA

その他；

　香港政府公式発表資料

　WHO Press Release

　国立感染症研究所感染症情報センターホームページ：

　　http://idsc.nih.go.jp/index-j.html

（岡部　信彦）

トピックス

2．わが国の新型インフルエンザ危機管理体制

　近い将来に新型インフルエンザウイルスが中国南部に出現し，日本を含めた世界で汎流行が発生するといった予想がなされているなかの平成9年8月某日，厚生省結核感染症課に香港で新型のインフルエンザウイルス(H5N1)が出現したとの第一報が届けられた．当時はH5N1の感染力や危険性がまったく判明しておらず，同年5月に香港において脳炎で死亡した3歳の男児の検体を米国疾病管理センター（CDC）で分析した結果，新型ウイルス（H5N1）が分離されたとの情報が唯一であった．その後，感染例は次々と報告され，合計18例（内死亡例は6例）に達したが，平成10年1月に香港行政庁がニワトリの一斉処分を行なってからは報告症例はなく，新型インフルエンザによる汎流行の危機はひとまずおさまっている．

　厚生省では，香港での新型インフルエンザウイルス（H5N1）の出現が確認される以前の6月に「新型インフルエンザ対策検討会」を発足させ，新型インフルエンザウイルスが出現した場合の対応などについて検討していたが，本稿では昨年10月に発表された同検討会の報告書の内容をもとに，実際に新型インフルエンザウイルスが出現した場合を想定しての厚生省の対応などについて概説したい．

A．新型インフルエンザが出現した場合の影響

　これまでヒトでの感染が確認されているインフルエンザA型ウイルスは，H5N1を除いて，H3N2，H2N2およびH1N1であるが，これら以外の新型のA型インフルエンザウイルスが出現した場合には，ヒトは対抗する抗体を持っておらず，またワクチンも存在しないため，世界中で汎流行が発生するといわれている．過去において，1918年に始まったスペインかぜの際には，世界中で約2,500万人以上が死亡し，日本でも約50万人の死亡者が出たと報告されている．平成5年にベルリンで開催された第7回ヨーロッパインフルエンザ会議では，新型インフルエンザウイルスによる汎流行が発生した場合には，国民の25％が罹患することを前提とした計画を立案するように勧告している．この数字をわが国に当てはめると，じつに約3,200万人の患者発生を想定することになる．また専門家によると，汎流行の際には最低でも3万人から4万人の死亡者がでると考えられている．

B．新型インフルエンザ出現時の対応

1．情報の収集・分析および提供・公開

　新型インフルエンザウイルスの出現が報告された場合には，まず最初にそのウイルスが新型ウイルスかどうかを確認することが第一である．現地に専門家を派遣して，患者についての臨床・疫学情報，検体が得られた実験室診断の情報，第一次疫学的調査（発見患者の家族などの発病やウイルス分離の有無の確認）に基づく情報を収集・分析することになるが，日本国内では，世界保健機関（WHO）のインフルエンザ研究協力機関である国立感染症研究所が専門的な見地からの中心的役割を果たすことになる．

　さらに，現地から検体が入手できた場合には，病原体の取扱いについての法的な取扱いを遵守したうえで，ウイルス分離とウイルスの病原性や感染力の把握のための感染実験，ワクチン製造を視野に入れた増殖能実験，アマンタジンなどの薬剤感受性検査など，実験室における新型ウイルスの詳細な分析が必要であり，また第一次疫学調査の対象を拡大した第二次疫学的調査を行なう必要がある．

　日本国内においては，新型インフルエンザウイルス補足のための感染症発生動向調査体制の強化（検査キットの配布，医療関係者への協力依頼），国内における感染拡大状況の把握体制の整備を行なうことになる．

2．ワクチン

　新型インフルエンザウイルスが出現した場合，ヒトはほとんど抵抗力を有さない．この場合，ワクチンは新型インフルエンザに対する最大の防御手段であり，新型インフルエンザの汎流行の際には，できるだけすみやかに有効かつ安全なワクチンを生産・供給し，高齢者などの罹患した場合に重症化しやすい集団が予防接種を受けられることができるようにしていく必要がある．この場合，① 必要量のワクチンをいかに短期間に供給するか，② 段階的にしか供給されないワクチンをどのように必要とする集団に優先して接種するか，③ 予防接種による健康被害の未然防止と発生した場合の情報の収集と補償体制が問題となる．特にワクチン接種の優先集団をどのように考えるかが最大のポイントであるが，新型インフルエンザ対策検討会の報告書においては，ワクチン接種の優先集団が提起されており，表26にその内容を示した．この優先集団の是非については，さまざまな議論があるところであるが，今後，実際の新型インフルエンザウイルスが出現するまでに，さらに検討を続けていかなければならないポイントである．

3．予防内服薬

　インフルエンザA型ウイルスの場合，アマンタジンなどの予防内服薬が発病や重症化防止のために有効であるとの報告がある．しかしながら，予防内服薬は決してワクチンに代わるものではなく，ワクチン接種を補完するといった観点での使用が重要である．アマンタジンは，従来，抗パーキンソン薬として認可されており，インフルエンザを効能の対象としていなかったが，中央薬事審議会における審議を経て，平成10年11月にA型インフルエンザウイルス感染

表 26　ワクチン接種の優先集団

インフルエンザの汎流行の際には，ワクチン需要量が供給量を上回ることが予測される．したがって限られたワクチンを有効に配布接種することが重要であり，供給可能量に応じて計画的に必要な集団を対象の接種とすることが重要である．優先的に接種すべき集団としては，その目的に応じて以下のものがあげられる．

集団A　医学面からみた対象
インフルエンザに罹患すると経過も重く，死亡率が高い集団．具体的には，高齢者（65歳以上），妊婦（ただし，流行期に妊娠28週以降），慢性肺疾患患者（気管支喘息，慢性気管支炎，肺結核など），心疾患患者（僧帽弁膜症，鬱血性心不全など），腎疾患患者（慢性腎不全，血液透析患者，腎移植患者など），代謝異常患者（糖尿病，アジソン病など），免疫不全状態の患者，また重症心身障害施設など収容施設入所者らが含まれる．

集団B　罹患すると重症化しやすい集団への感染源の立場からみた対象
罹患すると重症化しやすい集団に該当する者にインフルエンザを伝播する集団．具体的には，医療従事者，老人保健施設などの従業員，同居家族（特に乳児の母親）らが含まれる．

集団C　社会機能の維持の立場からみた対象
社会の基本的サービスを提供しており，インフルエンザに罹患することによって社会機能の麻痺を招く恐れのある集団．具体的には，医療従事者，警察官，消防関係者，行政担当者，通信および交通運輸関係者，電力およびエネルギー業界関係者，自衛隊員らが含まれる．

集団D　幼児，児童（小学生）

なお，これらの集団のリストは，疫学的データなどに基づき，適宜見直しを行うべきものである．

（新型インフルエンザ対策検討会報告書より抜粋）

症薬として効能追加された．実際の予防内服薬の投与を考えた場合，①卵アレルギーなどでワクチン接種ができない者に対する使用，②ワクチンが不足する間の使用，③ワクチン接種後に抗体が上昇するまでの数週間の使用を念頭に，投与群を慎重に検討していく必要がある．

4．医療供給体制

　新型インフルエンザによる汎流行が生じた場合，通常の医療需要に加えて超過医療需要が生じることになる．さらに医療関係者のインフルエンザ罹患による医療供給側の量的減少の問題も想定しておかなければならない．新型インフルエンザ対策検討会の報告書では，国民の25%が罹患した場合や，アジアかぜ流行時と同規模の流行が発生した場合を想定しての超過医療需要を想定している．いずれの想定にせよ，医療関係者と行政が連携を図りつつ，最大限の医療供給を行なうとともに，その質的確保に努めていかなければならない．

C．厚生省における新型インフルエンザ危機管理

1．危機管理体制の構築

　厚生省においては，平成9年1月から厚生省各部局にまたがる健康危機に対して，適切に対処していくことを目的として，健康危機管理調整会議を設置し，これまで香港での新型インフ

C．厚生省における新型インフルエンザ危機管理

○第1段階	日本以外の国で新型インフルエンザウイルスが分離確認された場合

- 厚生省健康危機管理調整会議を開催
- 緊急疫学調査の実施
- 必要に応じて，新型インフルエンザ専門家会議を開催

○第2段階	海外で感染拡大が確認された場合（ヒトからヒトへの感染が確認された場合）

- 厚生省健康危機管理調整会議を開催
- 新型インフルエンザ専門家会議の開催
- 国民・医療関係者に対する汎流行の可能性についての注意換気
- 国内における新型ウイルス検出のために，全国の地方衛生研究所に対する必要な情報・検査機材の提供
- ワクチン生産に向けての検討に着手

○第3段階	日本国内で新型インフルエンザウイルスが分離確認された場合

- 国内で感染拡大が生じた場合の対応体制の確認，対応の具体的発動，汎流行宣言などの検討を行なうために厚生省新型インフルエンザ緊急対策本部の設置

○第4段階	国内での地域流行が確認されるなど，日本国内における汎流行の可能性が高まった場合

- 政府における関係省庁新型インフルエンザ対策危機管理会議（仮称）の開催
- 関係閣僚会議の開催

図40　新型インフルエンザ対応体制の確立について
（新型インフルエンザ対策検討会報告書より抜粋）

ルエンザウイルス（H5N1）出現の場合をはじめとして，さまざまな場面で機能してきたところである．この健康危機管理調整会議の機能に加えて，検討会の報告書では新型インフルエンザウイルス出現時に備えて，4段階が対応体制が提言されており，図40にその内容を示した．第1段階は海外での新型インフルエンザウイルスが確認された段階，第2段階は海外での感染拡大が確認された段階，第3段階は日本国内で新型インフルエンザウイルスが分離された段階，第4段階は日本での汎流行の危険性が高まった段階であり，それぞれの段階に応じた対応体制が考えられている．昨年の香港の新型インフルエンザウイルス（H5N1）の場合には，幸いにして第1段階で終わったが，今後も十分に注意していく必要がある．

2．ウイルス系統株保存事業

　新型インフルエンザウイルスが出現した場合，そのウイルスを用いてのワクチン製造を考えると，有効かつ安全なワクチンの供給といった観点から迅速に対応できない可能性が高い．したがって，厚生省では平成10年度からトリやブタの世界で流行しているインフルエンザウイルスを収集・保存しておいて，新型インフルエンザウイルスが人の世界に侵入してきた場合に，保存しておいたウイルス株の中でもっとも類似した株を用いてのワクチン製造を図ることを目

的としたウイルス系統保存事業を開始している．

まとめ

 近い将来の新型インフルエンザウイルス出現による世界的な汎流行の危険が専門家の間で指摘されている．仮に新型インフルエンザウイルスが出現した場合にあっても，国民への健康被害をくい止めることが必要であり，厚生省をはじめとする行政や医療関係者が担うべき使命である．さらに国民自らが感染症に対する正しい知識を有し，予防に努めていくことも不可欠である．関係者すべての理解と協力に基づいて適切な新型インフルエンザ対策が進められることが必要である．

（野村　隆司）

索 引

A

アマンタジン　61, 64, 80, 81, 85
アナフィラキシー　90
アスピリン　71
A（H₉N₂）　10
A・Hsw₁N₁　9
A/New Jersey/76 株　9

B

ブタ型インフルエンザワクチン　9
ブタのインフルエンザ　21
培養細胞ワクチン　110

C

超過死亡率　28
超過死亡を評価　38
中国南部・流行起源説　15

D

DNA ワクチン　112

E

塩酸アマンタジン　51

F

孵化鶏卵法　67

G

学級閉鎖　52
学校保健　49

H

ヒポクラテス　2
ホンコンかぜ　12
肺炎　60
発病防止　116
香港かぜ　9
北極圏湖沼・水禽リザーバー説　15
H5N1　21, 27, 124
H5 N1　128
H5N2　21
H5 ワクチン　113
H7N7　21
H9N2　125
HA　7, 25, 101
hemorrhagic shock and encephalopathy (HSES)　93
HI・CF　69

I

インフルエンザ肺炎　83
インフルエンザ脳炎・脳症　30
インフルエンザウイルスの命名法　8
インフルエンザワクチン　61, 101, 109
インフリュエンザ（印弗魯英撒）　4
イタリア風邪　9
IgA 抗体　109, 111

K

カモのインフルエンザ　20
かぜ　75
開裂　26
解裂　83
家禽ペスト　20
核タンパク（NP）　7
環境の整備　71
漢方エキス製剤　78
漢方療法　77
感染防止　115
感染症発生動向調査　36
葛根湯　77
風邪　3
経鼻接種ワクチン　109
桂枝湯　77
健康危機管理調整会議　130
血清診断　69
欠席者数　52
気管支喘息　88
筋炎　97
休業措置　52
休校数　52
混合感染型肺炎　83
抗原変異　6, 7
高齢者　58
抗体保有状況　40
組み換えワクチン　112

M

M タンパク　7

N

二次性細菌性肺炎　86
人獣共通伝染病　24
脳炎　93
脳症　93
NA　7, 101

O

お駒風　3
温度感受性変異株　111

P

パンデミック　11
ペプチドワクチン　110
プロテアーゼ　25, 26
pandemic　8, 32, 110
PCR 法　69

R

レセプター　28
卵アレルギー　89, 90

臨時休業　56
老人施設　60, 61
琉球風　3
流行性感冒　1
Reye症候群　93

S

サーベイランス　32, 34, 36, 40
シアル酸　28
ソ連かぜ　9
スペインかぜ　8, 12, 27
しはぶきやみ　2
細胞培養法　67
生ワクチン　111
新型インフルエンザ　128
新型インフルエンザ危機管理　130
新型インフルエンザウイルス　23
心筋炎　97
傷寒論　77
小児急性壊死性脳症　93
出席停止　55

相対危険　117
彗星起源説　14
split　102

T

トキシックショック症候群　98
トリ型インフルエンザ　123
トリ型インフルエンザウイルス　9, 124
大気循環　15
体内潜伏説　14
大陸間移動説　15
谷風　3
低温馴化株　111
定点届出疾患　37

U

ウイルス系統株保存事業　131
ウイルス抗原　67
ウイルスキャリアー説　13

ウイルスの分離　66
ウイルスレザバー説　15
ウイルス性肺炎　83
ウマのインフルエンザ　22

W

ワクチン　89, 115, 129
WHO指定研究協力センター　33

Y

予防内服薬　129
4類感染症　37
有効性　117

Z

ザナミビル　51
ゼラチンアレルギー　89

【略歴】

岡 部 信 彦　OKABE Nobuhiko

昭和21年 8月 5日	東京で生まれる
昭和46年 3月	東京慈恵会医科大学医学部専門課程　卒業
昭和48年 4月	東京慈恵会医科大学小児科学教室助手
昭和49年 9月	帝京大学医学部小児科学教室助手
昭和53年 4月	Vanderbilt 大学（米国 Tennessee 州、Nashville）小児科感染症ウイルス研究室　Research Associate
昭和55年 9月	東京慈恵会医科大学付属病院小児病棟医長
昭和57年 2月	国立小児病院小児科（感染科）医員
昭和63年 7月	神奈川県衛生看護専門学校付属病院小児科部長
平成 3年 4月	WHO 西太平洋地域事務局伝染性疾患予防対策課課長
平成 6年12月	東京慈恵会医科大学小児科学教室助教授
平成 9年 6月	国立感染症研究所感染症情報センター・室長
平成12年 4月	国立感染症研究所感染症情報センター・センター長

関連学会
　日本感染症学会（評議員）
　日本性感染症学会（幹事）
　日本ワクチン学会（理事）
　日本臨床ウイルス学会（幹事）
　日本環境感染症学会（評議員）

主な編著書
　（分担執筆）感染症とその対策　医療薬学III　病態と薬物治療（3）東京化学同人　2000．
　（分担執筆）輸入感染症　標準感染症学　医学書院　2000．
　（分担執筆）ウイルス感染症　臨床薬物治療学　アークメデイア　2000．
　（共同執筆）感染症-新健康教育シリーズ-　少年写真新聞社　1999．
　（共同執筆）感染症予防必携　日本公衆衛生協会　1999．
　（共同執筆）改訂・感染症マニュアル　マイガイア　1999．
　（共同編集）感染症の診断・治療ガイドライン　日本医師会 1999．

© 2000　　　　　　　　　　　　第1版発行　平成12年7月25日

インフルエンザのすべて
―その臨床の最前線―

定価（本体4,000円＋税）

編　著　　岡部信彦

発行者　　服部秀夫
発行所　　株式会社 新興医学出版社
〒113-0033　東京都文京区本郷 6-26-8
　　　電話　03（3816）2853
　　　FAX　03（3816）2895

検印省略

印刷　三報社印刷株式会社　　ISBN 4-88002-282-9　　郵便振替 00120-8-191625

Ⓡ 本書の全部または一部を無断で複写複製（コピー）することは，著作権法上での例外を除き，禁じられています．本書からの複製を希望される場合は，日本複写権センター（03-3269-5784）にご連絡下さい．